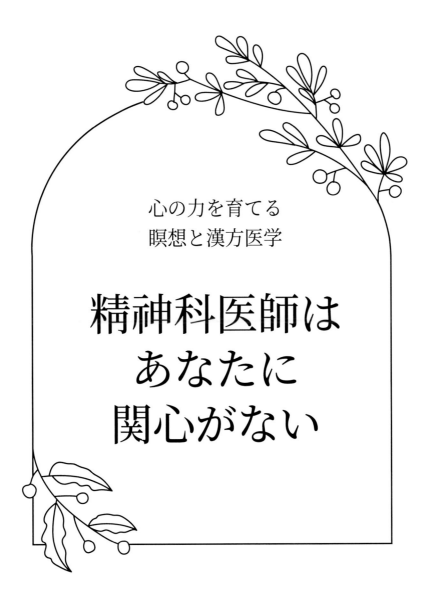

心の力を育てる
瞑想と漢方医学

精神科医師は
あなたに
関心がない

著: 韓国濟元韓医院 院長 郭 炳晙（カク・ビョンジュン）
訳: 金 善敬（キム・ソンギョン）

HAKUEISHA

目次

Part 03　より良い精神のための出発

終わりに　すべては聡明長寿のため

まえがき

あなたのことを真剣に思ってくれる人は、
必ずあなたの未来に関心がある。

憂鬱だったり、頭が痛かったり、特に理由もないのに身体的な苦痛を抱えていたり、眠れなかったり、息苦しくて、胸ぐるしかったり、呼吸が難しい時、また否定的な感情と情緒から逃れられない時、時には自分の人生が自分がコントロールできる範囲ではないと感じた時、自分のことが思うようにいかなく、知らない流れに巻き込まれて流れてしまうように感じる時、そしてこのようなことが身体の様々な不便さと伴われる時。

私たちは神経精神科を訪ねることになります。

それでは引き続き神経精神科医師が処方してくれた薬を飲みながら、指示通りに信じて従えば治療できるのでしょうか。

みなさんが求める治療はどのようなものですか。

私たちは痛くなる前の姿に戻れたり自分の人生をより楽しく情熱的に生きて望むことを成し遂げる、疲れない姿を見せることができるのでしょうか。

精神科医師の言葉だけを信じて従えばまた楽しく笑うことができるのでしょうか。

長らく主に精神科疾患を診療しながら多くの苦しむ人々を見てきました。

その中で大多数の方々は西洋医学的な精神科治療を受けている方々、つまり、精神科の薬物を服用している方々でした。この方々は短くは数か月、長くは数十年に至る間、薬物治療を受けてきましたが、残念ながら時間が経てば経つほど生活の質はどんどん悪くなっていることを確認することができました。

　もちろん精神科薬物の治療が良い作用をする部分も確かにあります。
　代表的な効果としては苦しみがひどい時、少し痛みを止めてくれることにより本人と周りの人々が一息つける余裕をくれます。
　しかし、確かなことは薬物治療だけに依存すると取り戻せないもったいない時間の無駄遣いになることもあるということです。その薬物を飲むことだけではやる気と情熱が戻り勇気が出て人生のより高い目標に挑戦したいという気持ちが沸くことはないかもしれません。
　むしろ、時間が経てば経つほど薬物に鈍感になり薬の容量を増やさなければならない場合も生じることもあり、幸い苦しい状況が過ぎて薬物を中断することになったとしても次に襲って来る人生の波をもっと弱くなった状態で迎えることになり結局は再び薬物に依存することになる人生を繰り返すことになる場合もたくさん見ました。
　それではどうすればいいのでしょう。
　どうすれば私たちは再び喜びを取り戻し生き生きする前向きなエネルギーを吹き出すことができるのでしょう。これから先、私たちが生きていくことにおいて必ず必要なことは何でしょう。

　私は今精神科治療を受けている、もしくはそのような悩みを抱えていらっしゃる方々のことを思いながらこの文章を書いています。
　そして、昔からの変わらない教訓を思い出します。

「自分の未来は自分で守っていかなければなりません。」

苦しみと不安に鈍感になることも時には必要ですがより持続可能で、良い幸せのためには、人生の目標と難しさに挑戦できる勇気と回復力、そして体力が必要です。

　この文章は精神科薬物治療の限界が来る原因と人間精神に対する理解、そして神経精神科疾患の根本的な治療について理解していただけるようにまとめたものです。

　一歩進んで自ら精神力と判断力を強化できる方法も提示します。

　みなさんがもっと健康で、賢明に過ごすことができる世界のために。

韓国濟元韓医院 院長

郭 炳晙（カク・ビョンジュン）

精神科医師はあなたに関心がない

－ 心の力を育てる瞑想と漢方医学 －

_____

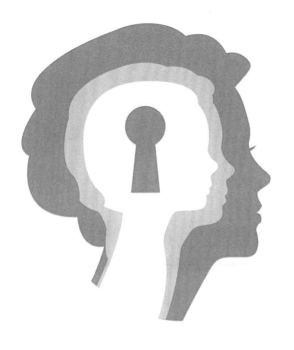

Part 01 精神科医師は
あなたに関心がない

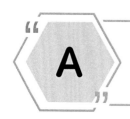

神経精神科疾患の治療の目標は
喜びと情熱、自信の回復である

　仮にここが精神科の診療室だと想像してみましょう。

　あなたは頭痛とめまい、胸苦しさがありやる気が出ないからこの診療室を訪ねました。

　もちろんこの診療室に入る前に精神科のアンケートの様々な質問に答えたはずです。そして次のような会話を医師と交わすことになると思います。

1回目の診療時間です

あなた：頭がいつも晴れなくて胸苦しく息をするのがつらいです。あと、肩も重くて胃もたれもあります。なんだかやる気が出ないです。

医師：　そうなんですね。うつ病だと思われます。最近ストレスがひどかったみたいですね。
　　　　薬を処方いたしますので欠かさずに飲んでください。ストレスを減らしてみてください。

あなた：はい、でも何かをしようとすると変にやる気が出なくなるんです。

医師：　はい、それはうつ病だからだと思います。薬を処方いたしますので飲んでみてください。

あなた：いいえ、別に気分が憂鬱だったりはしないのですがただ疲れてぼんやりしてる感じです。

医師：　はい、その症状もうつ病ではないかと。薬を飲んでみてください。とりあえず、薬を飲んでからの反応を見てみましょう。次の予約をお取りしますのでその際にもう一度相談しましょう。

2回目の診療時間です

あなた：まだ前回と変わりはないです。特によくなった気はしません。

医師：　そうですか。そしたら薬の量を増やしてみましょう。ストレスは少し減らすことができましたか？薬はとにかく欠かさずに飲んでくださいね。

あなた：精神科の薬はあまり長く服用するとよくないと聞きましたが…大丈夫でしょうか？

医師：　ご心配なさらなくても大丈夫です。副作用はないです。

あなた：そういえば薬を飲んでからは深く眠れずのども乾いたりします。薬を飲んでることと何か関係があるのでしょうか？

医師：　関係はあるかもしれないし無いかもしれないです。患者さんの状態や体質によるものですので。
少しの副作用はあるかもしれないですが治療のためなら少し我慢しなければならない部分もあります。
もしそのような症状がひどくなりましたら次回は薬を変えてみましょう。

A・神経精神科疾患の治療の目標は喜びと情熱、自信の回復である

3回目の診療時間です

医師：　いかがお過ごしでしたか？

あなた：気分は少し晴れたような気がします。少し楽になった感じもあります。

　　　　でも、頭はちょっとぼんやりしててお昼にも少し眠いです。無気力に感じるのはもっとひどくなった気がしますが…。

医師：　そうなんですね。でも少しずつよくなると思います。

あなた：この薬はいつまで飲んだ方がいいのでしょうか？

医師：　とりあえず続けて飲んでみましょう。様子を見てみましょう。

あなた：そしたら薬を飲み続けたら完治することもできるのでしょうか。

医師：　はい、薬をきちんと飲んでくださいね。

　少し省略されたところもありますが医師と患者の会話は、ほとんどこういうパターンで続きます。

　患者が色んな身体的な不便さを訴えても「我慢した方がいいです。」、「受け入れる必要があります。」に尽きることが多々あります。

　精神科の薬物治療に対する患者の不安については「大丈夫です。」、「体に悪いものではないです。」のような話につながり最も大事な「いつまで薬を飲めば治療できますか？」のような治療期間についての質問に対してははっきりとした答えを聞くことが難しいです。

　どのような病気であれ、患者の立場では一番求めているのは「ちゃんとした治療を受けること」でありその次に気になることは、「治療をどれくらい受けたら終わりなのか？」、「治療後に再び悪化する可

能性はあるのか？」、「再発の可能性はどうなるのか？」、つまり、「いつくらいにちゃんと完治になるのか」です。

　患者は言葉通り「治療されること」を求めているのです。

　しかし、神経精神科の相談を受けたことがある方々は経験されていると思われますがうつ病、パニック障害、不眠症などの神経精神科の疾患に対する現在のアプローチ方法はこのような患者の疑問には答えを出してくれません。むしろ、回復に対する患者の期待値を低くさせることもあります。

　神経精神科の疾患においてちゃんとした治療とはどのようなことでしょう。

　実は神経精神科の治療過程において完治や回復に対する絶対的な基準はありません。患者が「良くなりました！」と言えるようになったらそれが基準であり治療の結果となります。完治や回復に対する医師の基準や判断の根拠なしで患者が自ら状態が良くなったと言えるようになれば、それが好転診断の根拠となり治療結果となります。

　周りを見てみれば一回睡眠薬を飲み始めてから５年も１０年も飲み続けている人々、うつ病の薬を飲んでいるのにも関わらず正常的な社会生活ができずに暮らす人々が多くいます。

　また、処方された薬物をネットで検索してみても副作用がかなりあることが確認できます。しかし、医師に副作用について問いかけると「大丈夫です。問題はないです。」という返答が返ってくることもあります。副作用があるかもしれないとネットには書いてあるのにと心配になることもあります。

　「漢方で針と漢方薬で神経精神科の疾患を治療することはできますか？」と聞く方々が多いです。

　このような質問は私が初めて漢方神経精神科の診療を始めた２０

年前も、今もほとんど変わらなく同じです。果たして漢方でパニック障害やうつ病、不眠症、強迫観念などを治療することができるのですか？と聞く程度ならまだましで、想像すらできない方々も多いです。

　しかし、漢方神経精神科が漢方の医科大学付属の漢方病院に堂々と診療科目としてあり開院した漢方病院でも漢方神経精神科の治療を担っているところが多くあるということはそのような漢方病院を訪ねてくれる患者たちがいるからであり、漢方病院が維持されているのはこの治療に満足されている方々がいると考えるのは合理的ではないでしょうか。

　西洋医学的な神経精神科の疾患治療方法もあるのに、なぜ、漢方病院を訪れる患者たちは、あえて、漢方医学的な治療を求めているのでしょう。それは神経精神科では満たされなかった彼らの欲求が漢方医学で一部分満たされ解決される部分があるからかもしれません。

　このような方々は神経精神科で治療を受けても生活の質が回復されないような気がするという話をよくします。

　うつ病の薬を飲めばこころは落ち着くが、嬉しい、活力が出るというような気持ちにはなれないと言います。パニック障害治療を受けても、相変わらずソワソワする不安を抱いて生活していて、睡眠薬を飲んでもずっと疲れていてぼんやりしているという患者もいます。このような患者の方々の声を 20 年間聞いてきました。患者が持つ不満は 20 年間ほとんど変わってないです。

　診療をしてきた 20 年の間、少なくとも何かは変わったことがあるのではないでしょうか？

6

私が診療をし始めた頃には患者の方々の年齢層が高かった覚えがあります。特に 50 代以降の女性が多かったのですがだんだんと年齢層も若くなり、最近は 20 代と 10 代が圧倒的に多いです。過去には姑さんや旦那さんとの葛藤によるある種の「怒り、イライラする感情」による病気、複合的な症状、つまり、うつ病や神経症の身体化症状等で訪ねてくれたことが多かったのですが、最近はパニック障害や無気力、めまいなどを訴える方々が昔に比べて多くなりました。

　このような時代の流れや内院する患者グループの変化を考慮し、大きく分けてみると、過去には過剰亢進により発病した方々が多く、現在はストレスによる疲れ、精神エネルギーの脱力による場合が増えたというところだと思います。つまり、過去には感情的に傷つく方々が多かったということであり、現在は精神的、理性的な過労による場合が増えたと考えらえるでしょう。

　では、このような患者に対する医療関係者の対応方式はどのように変化したのでしょう。

　残念ながら時間が経ち、世代が変わり、文化が変わり、産業が変わり、家族関係が変わるなど、すべてが変わっていく間、患者の方々に接する病院の想い、このような疾病に対処する病院の態度と対応方法は、大きく変化はないようです。

　精神科医師は患者に対して心からの関心はないです。

　もしあなたが精神科の疾病を持っていて治療を受けてみると仮定してみましょう。

　その過程であなたは精神科医師があなたに大きく関心がないということをすぐ感じられると思います。

　精神科医師は本当にあなたに関心がないのでしょうか。

A・神経精神科疾患の治療の目標は喜びと情熱、自信の回復である

まず、「関心」という単語について考えてみましょう。辞書的な意味としては「注意を払っている」、「集中している」という意味です。しかし、私たちが一般的に言う関心というのは、おそらく「注意をを払っている＋あなたに好意を持っている」と解釈されることが正しいでしょう。

　私たちは医師が患者である私たちに関心があってほしいと望みます。

　医師が利他的な人であってほしいと思ったり、個人的な損得よりも患者である私たちの利益を大きな観点で考えてほしいと願う気持ちがあるからです。

　例えば、車をあなたに売ろうとする人はあなたに関心があると思いますか、それともないと思いますか？

　きっとあなたに関心があると思います。

　しかし、その関心というのはあなたの購買意欲に関するものです。あなたに積極的に車を販売しようと、あなたとの購買力、好みには繊細に注意を払っていますが、その車が果たしてあなたに必要なものなのか、あなたがその車の値段を払っても負担にならないような経済力があるのか、あなたにとってどれくらい清算的な価値があるのか、あなたのライフスタイルに、あなたの未来の利益に、この車が役に立つのかのようなことを考えるまでの関心ではないと思います。

　あなたが自分自身のことを思うように、あなたの家族があなたのことを思うように気を使ってくれないというのは誰もが考えられるでしょう。そして、あなたはあなたに車を販売しようとしている人に、あなたの家族が気にするようなことまで気にしてくれと求められる権利も、実はありません。

　彼らはあなた自身やあなたの家族ではない、他人であるからです。

8

しかし、あなたとあなたの家族なら違うと思います。「この車が自分にふさわしいのか、今すぐこの車が必ずしも必要なのか、負担できるのか」などについて深く考えないといけません。

　あなたはあなた自身と家族の未来について責任があり、だからこそ、関心をしっかり持つ必要があります。

　つまり、あなたとあなたの家族はあなたと一緒にいる未来に関心があります。あなたとあなたの家族はあなたの未来について共に責任を持って歩んでいく準備ができているのです。

　ここまではごく普通の当然な話です。

　しかし、医療分野—疾病の治療、特に肉体的な健康だけではなく、精神的な部分にまで幅広く行われている治療と、治療の結果を評価する方式である患者の予後（**未来に関する部分**）まで見ることになったら、車を買う等のこととは違う側面が存在することに気づくことになります。

　例えば、私たちが体調が悪くなり病院に行くことになったら、その理由は何でしょう。

　「痛くないように」、「病気を治すために」、「より大きい問題を事前に予防するために」と答えたら 80 点くらいの返答にはなるでしょう。

　しかし、より大きい観点から改めてみてみましょう。痛みに苦しむ人、病気の人に焦点を当ててみましょう。その人のことを数字ではなく、「人生を享有する存在」として再認識してから、質問に対する返答をしてみるとすればすぐに自分自身の体が不便だと仮定すると人々がなぜ治療を受けるのかに対する答えは「より良い人生」を

Ａ・神経精神科疾患の治療の目標は喜びと情熱、自信の回復である

生きるためだと言えるでしょう。期待値を一番少なくしてからの答えとしても、痛くなる前の人生、病気になる前の生活力と体の感じに戻るためだと言えるでしょう。

　人々の人生、それぞれに与えられた大切な自分だけの人生とは「食べて、働いて、稼ぐのが人生」とかの言葉で単純に言えないし、実業率や物価上乗率、GDP等の数値だけで論じることもできない、それぞれ異なる方向性と目的性、そして価値があるものです。

　誰もが自分が希望することがあり、その希望を叶えるために一生懸命努力していて自ら判断して足りない部分は「自己啓発」を通して補おうとしています。自分の人生をより豊かにし、理想とおりにするために、人生を拡張していくために。

　では、食べて休んで寝る人生ではなく、目標に向かって進んでいく人生のため、医療はどれくらい役に立っているのでしょうか。長い間、神経精神系の不便さを感じてきた方々と話しながら、分かってきたことがひとつあります。この症状、この疾病、この不便さは、患者さん、一人の未来を壊しているということ、人生を台無しにしているということです。

　このような神経精神科の疾患が他の身体の疾病と違うところは、認知機能の低下が必須的に先に現れるということです。大多数が精神的な視野（思考）が自分も知らない間に狭くなり、人生において小さな選択から大事な決定に至るまで偏狭的で衝動的な決定をよく下すことになります。

　さらに、創造力、瞬発力、新しいチャレンジに対するオープンマインド等の社会生活における精神的な能力の優越性を表してくれる、

より高次的な機能が先に深刻な侵害を受けることになります。その結果、このような機能が優れていた人は、一段階下の普通の人に、普通の人は、遅くて、聡明さが足りなくて、どこかが抜けてる人として生きることになります。認知機能が低下するということはこのような結果を招くことになります。

それでは、現在の神経精神科の薬物治療はあなたをより聡明さがあり、勇気のある人に、もしくは少なくとも昔のあなたの姿に回復させられるのでしょうか。

多くの人々が選択している神経精神科の薬物治療はこのような認知機能の低下をよりひどくさせています。現在、このような疾病に対する主な治療方法である神経精神科の薬物治療法は、過去一時期流行っていて、今は既にその限界に対する認識が強くなった鎮痛剤系の治療と似たような水準であると言えるでしょう。

昔、今よりも 40 〜 50 年前には鎮痛剤が主な治療剤でした。腰が痛くても、頭が痛くても、生理痛があっても、歯茎に痛みがあっても、とりあえず鎮痛剤が 1 番目の選択でした。また、誰も鎮痛剤が優先される治療に異議を提起しなかったのです。

とりあえず、早く痛みがなくならないと仕事ができないため、鎮痛剤で取り急ぎ痛みを抑えながら実質的な問題には目を向かず、後続の治療を行わず放置してきました。当然、病気は深まり、どんどん深くなっていく体の損傷について考えることはありませんでした。もちろん、このような結果を考慮することもできない低い生活レベルと社会・経済的な健康に対する認識不足がひどい時代ではありましたが、医学が充分に発展してなかったためでもあります。

Ａ・神経精神科疾患の治療の目標は喜びと情熱、自信の回復である

これは当時経済的な水準がそのような部分まで考慮できないくらい貧困な状況であったからでもあるし、当時の産業発展水準というのが人間の労働は痛みさえなければできる、つまり、質的な労働力は重要な要素として考慮されない、経済発展過程の低い産業成熟度と関わっているとも言えます。

　しかし、今日はこのような鎮痛剤類の治療は他の疾病分野においてはほとんど無くなったり、その危険性と限界を明確に認知していることに比べ神経精神科においてはまだ変化が遅れている状況です。

　もし肩に痛みを感じる人がいれば、最近では患者であれ、医者であれ、この疾患の治療過程に対する評価をする際に痛みの有無、つまり痛いのか痛くないのかを先に確認すると思いますが、その次には肩の関節が過去—痛くない時に比べどれくらい運動能力が回復されたのか、関節の運動範囲が昔と同じくらい広くなったのかを気にすると思います。

　しかし、もしあなたがうつ病だったりパニック障害等の疾病を持っていて、精神科の治療を受けたことがあるとしたら、本やテレビドラマとは異なる次のような現実を経験したことがあるはずです。

　診療時間の間、長いカウンセリング用の椅子に横になり精神分析を受けたり、心の中の話をすることは滅多にないと思います。大多数のケースは薬物治療の勧誘になるでしょう。そして、次回の診療からは質問のみが待っているはずです。「気分はいかがでしょうか?」、「発作はありましたか」。

　そうなんです。「鬱かどうか」、「発作があったかどうか」のような質問だけが待っています。

　そしてあなたの回答次第、医師の対応も単純なくらい変わると思

います。

　あまり変化がないと答えた場合、飲む薬の数が増えたり、もしくは薬の種類が変わることになります。あなたが「気分が良い」と答えたら、そのまま維持して進めることになります。ところで、医師はあなたの回答にのみ関心を示しています。ただあなたの症状だけにそれもあなたが回答する言葉に関心があるだけです。あなたの自白だけが証拠となるのです。

　あなたが昔みたいにやる気が出ているのか、挑戦的になったのか、情熱が芽生えたのか、そのような総合的な面には関心を示しておりません。

　また、いつまで薬を飲まなければならないのか、医師の指示に従えば昔の自分に戻れるのかに対する答えや、患者が活用できていない人生に関する懸念はありません。「それのなにが悪いか」とも言えると思いますが、実際の診療の内容と結果を観察、分析するとあなたの回答がどれくらい真実であるかはあまり重要ではないことが分かります。

　彼らはあなたから「良い」という回答を得られれば大丈夫なのです。その診療室であなたがどれくらい自ら、自信を持って熱意を持って「良い」と言っているのかに対する評価項目はありません。あなたが抗鬱剤や抗不安剤等であたまがボーっとし、全身がだるくなり、医師の質問に受動的に「YES」と答えても、あなたの答えに関して質的な検討はなく「治療が前向きに進んでいる」というシグナルとして受け入れられることになります。

　また、このような形の診療方式にはあなたの家族や保護者が影響している場合が多いです。精神科患者の場合、近くにいる家族が患者の次につらい場合が多いです。例えば、うつ病の患者はいつも

A・神経精神科疾患の治療の目標は喜びと情熱、自信の回復である

無表情で活気のない姿で家庭の雰囲気を暗くしてつらくさせたり、日常生活にも非協力的な姿を見せます。さらに、パニック障害や不安障害の場合、家族に常に不安な心境や不安をぶつけることになります。

　従って、保護者と精神科医者が合致する欲求は、「患者が不便と表示しないこと」、「周りの人をつらくさせないこと」です。患者が実際、質的に回復したのかは重要ではありません。ほこりがたまったピアノのように倉庫の端っこでじっとしていれば、他の人につらい思いをさせなければ、「治療が上手く進んでいる」と思い、それが正しいと信じようとします。

　仮に患者のあなたが頭がぼーっとして混乱して上手く頭が回らずだるくて動きが鈍くなっても、周りの人や医者につらいと訴えなければいいのです。つまり、家族に負担を与えなければ、大丈夫なのです。

　ところで、保護者の方々の中でも患者が表現しない副作用について話してくれる方々もいます。
　「一日中だるくなっています」
　「やる気がなさそうで、ぼーっとしているように見えます」
　「食欲がまったくなさそうに見えます」
　「つらいのは、前よりよくなりましたが、なんだか人がちょっとおかしい感じになりました」

　もしこのような説明をしてくれる保護者がいなければ、家族の暗黙的な同意を貰ったと判断し、精神科医師はあなた自体には関心がなくなります。まるで、自動車の販売社員が販売実績だけに興味が

14

あるように、あなたが周りの人のことをつらくさせなければ、あなたのケースを成功した治療結果としてみなすことになるのです。

　精神科医師はあなたの症状に対するあなたの意思表示を大事な証拠として採択します。それが受動的であったり、だるくて無気力な状態での返答だとしても大きく変わらないのです。患者であるあなたの夢や情熱、社会的な能力の回復には大きく関心は持たなくなります。むしろ、あなたがあなたの家族と保護者に被害を与えないのかにより関心があるでしょう。

　それが現代の精神医学の始まりであり、今日も暗黙的に行われている社会的な合意なのです。

「精神科医師はあなたには大きく関心がない」

「精神科医師はあなたの周りの人にだけ関心がある」

　逆にこう言えるかもしれません。

　だからと言って西洋医学を基にした神経精神科の治療自体が不要という主張をしているわけではありません。神経精神科の治療が必要な場合もあります。ただし、それだけに頼ってあなたの大切な人生をかけるのは正しくないという話がしたいだけなのです。

　なぜ、神経精神科の薬物治療の限界が明確なのか、なぜ他の目標設定が必要で、それを達成できる方法は何があるのかについてはこれから説明いたします。

　私たちはより良い人生のために努力する必要があります。より良い人生を生きるためには必ず必要なものがあります。忘れてはいけない、でも忘れやすい、人生の基本的なものについての話が必要です。

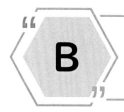

神経精神科の代表的な疾患と それに対する治療状況

1. うつ病

「意欲低下と憂鬱感が主な症状であり、多様な認知及び精神・身体的症状を起こし、日常機能の低下をもたらす疾患」

インターネットで検索すると、うつ病の定義がこのように出ます。
これを分析すると、「意欲低下と憂鬱感を患者が訴える」、さらに「患者に多様な認知及び精神・身体的症状を起こす」疾患であると考えられます。

つまり、「患者が訴える気分＋患者が不便だと感じる身体症状」の組み合わせがうつ病の定義なのです。すなわち、うつ病とは症状を集めたものです。病気の原因ではありません。

うつ病の原因に関する説明を探してみると、次のような「分類」が出てきます。
① 生化学的原因
② 遺伝的原因
③ 環境的原因

このように分類はされていますが実際にこの３つの分類をどのよ

うに区別するというような基準はありません。つまり、この３つは「このように推定する」ということです。この分類に従って実際の治療過程において、患者のケースを分類し、これに合う治療法方を提示することではありません。なぜこうなるのかと言うと、うつ病を含むすべての神経精神科の疾患が非常に複雑な病気であるからです。

「うつ病」という単語はいまは認識が昔は精神的な弱さ、特に感情的な分野の問題であると認識されてきました。

一般的に映画や小説、ドラマの中で描写されてきたうつ病で苦しむ人々の姿は、常に暗い顔をして、自分の傷がこの世で一番大きくて深いと思っている、周りからの手助けに乗ればすぐに克服できる簡単なことを一人で苦しんでいる、そういう弱くて少し自分勝手な人として描かれていることが多いです。周りの人が「頑張れ」と言ってくれたり、優しくご飯をおごってあげたら、「はい、ありがとうございます。すべてが良くなりました。」と答えそうな人々、そういう風に認識されています。

こういう状況を見て深く思うことがあります。それは人間はまだ他の人の複雑性を認知することを難しく感じるということです。自分自身の本心もよく分からない時も多いのに人の心の状態を把握することが難しいのは当然のことかもしれません。このような側面でみると、『論語』に出てくる**「己所不欲 勿施於人」**という言葉は深い味わいのある表現です。「自分がされて嫌なことは人にもしないのが良い」という意味です。

従って、他の人のうつ病のことを「たったそんなことで！」と扱う方々に特に青少年うつ病のお子さんがいるご両親の方々にこのように質問することが多いです。

「もしあなたもつらくて心が苦しい時に友達の方が来て「頑張れ！」って言ったり、ご飯をおごってくれたら、心がすぐにきれいになりすっきりした気分になれますか？」

このような質問に対して、大多数の方々はこのように答えます。

「それくらいで解決する問題だったら、苦しくもなかったです！」

このように他人の苦しみは簡単に思えて、自分の悩みや苦しさは泰山のように思うのが世の中の人心または人間の心の標準でもありますがうつ病はそんなに単純な問題ではありません。

なぜなら人間は誰もが幸せになりたいと思うしだからこそ自分なりに頑張って生きているからです。しかし、忘れてはいけないのはいくらなさけないように見える選択であっても当時のその選択を下した人の状況においては、その人からしては、それが最善であるように自ら感じたから下した選択であるということです。誰も自分が知っている数多くの選択肢の中で二番目にいいと思うことや3番目にいいと思うことを選ぶことはないと思います。自分が知っている範囲の中で、最善を選ぶのです。

そして、このような事実がうつ病患者の方々に漢方医学が必ず役に立つと確信している理由です。

うつ病の特徴は私の「体」全体としてのシステムの中で行われる生産性の低下です。

人間の身体は有機化学を基にした物質的な複合体であります。(**意識こそありますが**)。

このシステムはその中でも大きく、ソフトウェア的な面を担当する部分とハードウェア的な臓器（臓器）と内分泌系等で分かれます。このようなハードウェアとソフトウェアの融合体として活性度の低下、生産性の低下がうつ病として現れるのです。

なので、うつ病の症状として精神的な活力の低下、身体的な無気力と、それに伴う身体的な不便も一緒に現れます。

　このような場合に西洋医学の神経精神科で対処する方法は大きく薬物治療と心理治療の二つに分けて考えられます。

　心理治療の効果につきましては、後ろの方で扱うことにします。実は、一般的にもっとも多く選択される治療法が薬物治療です。つまり、抗憂鬱剤を投与する方法です。薬物治療において使われる薬品を大きく分けると、三環式抑鬱薬、モノアミンオキシダーゼインヒビター、エスエスアールアイ（SSRI）、エスエヌアールアイ（SNRI）等です。

　この薬物がうつ病の治療に選択される理由や薬物が症状にどのように作用するのかの原理についての説明をよく読んでみると体の中にある化学物質であるセロトニン、ノルエピネフリン、ドーパミン等がうつ病と関わりがある物質に見えるため、この物質の作用と濃度を調整することであるとなっています。このように説明を読むと非常に科学的でこの薬を飲めば必ず良い結果があるように感じます。ただし、すべての薬には副作用があります。

　患者の方々の中ではよく薬物の副作用を薬が正しい効果を出して働かず、体に向いてない時に現れる間違った薬物を選択した時の結果—つまり、薬の否定的な作用、または誤答の時の作用であると考える方がいますが、それは事実とは全く異なる考えです。薬物の副作用とは、サイド・エフェクト（side effect）、すなわち、薬物の主作用といつも伴って現れる、定食屋で出ててくるおかずのようなものなのです。なので、副作用は現れる、実際にあるかないかの問題ではなく表面に問題が現れるか現れないかの問題なのです。

このような副作用が現れる理由は、薬物が作用する原理を性格に分かっていないからです。

　うつ病薬の説明のうち、「セロトニンとドーパミンの濃度を調整するため」となっている部分について一般の人はまるで方程式のようにこれくらいのうつ病にはセロトニンとドーパミンがこれくらいの数値で変化があるかもしれないから該当する正確な要領が既に決められていてそれに見合った正解として作用する薬物の選択と容量の選択は解答のように出ている。こう思うことが多いです。

　残念ながら、これは完全に事実とは違う話で薬物と薬物の容量選択等のすべての過程において、正しい、間違ってるなどの絶対的な基準があるように見えるということが問題です。これは方程式ではありません。Xの値を求める式ではありません。

　とりあえず、これらの成分がうつ病と関係があると思われるが、セロトニンとドーパミン、ノルエピネフリン等が正常な人に比べて足りない容量がいくらなのか、そしてその結果値と患者の症状の現れとの関係を数値上で明らかにできてないし、投薬量を決定するプロセスも、体重いくら、新陳代謝率いくら、憂鬱感の大きさいくら、現在の周りの状況がいくらのように式の変数を考慮した計算により決定されるものではありません。

　とりあえず、患者に臨床で投与した時に何パーセントの人々が「変化があると思います」と言ったのかにより、関係者が議論と合意を重ねながら容量について話し合って投与し、また結果を期待してみるのです。要するに、いいかもと期待しながら挑戦してみる株式投資のようなものと言えるかもしれません。

　小さな釘を打つために、小さなハンマーが上手く当てられるか分からないため、一旦大きなハンマーで打ってみるようなこととも似

ていると思います。当然、釘だけではなく周りまで衝撃を与えることになり、正確な容量を計算等で分からないため、とりあえず一回試してみてから結果を見て、力加減を調整すること一容量を調整することになるのです。

　もうひとつ例えてみると薬物治療は大きな池に浮いているターゲットに向かって石を投げるようなものです。石がターゲットに当たれば「薬の効果が現れたこと」と見れるでしょう。しかし、仮にターゲットに当たったとしても池の水面に同心円の模様で波紋が広がるのは当たり前のことです。ただ、石を投げた時の風の強さや池の水質の違い等により、波紋が広がる形が大きかったり、小さかったり、傾いてたりするような差が出るだけで、波紋自体が全くない場合はありません。

　このようにしていると、１〜２回はターゲットを正確に当ててからも波紋の広がりが狭くなる場合もあるかもしれませんが長い時間続けて石を投げていたら、結局は池全体に波紋が広がることになると思います。従って、最初は副作用が小さかったり、無かったり、大きかったりする違いがあるかもしれないですが長期服用しなければならない薬物の場合、平均的な副作用に収斂することになるのです。これは精神科だけではなく、すべての西洋医学の治療過程においても発生する現象ですが、精神科の方でより程度が大きく出る場合があります。

　しかし、この「副作用」についてよく考えてみる必要があります。

　うつ病の薬の副作用を並べてみると、胃腸障害、眠気、無力感、言葉の乱れ、息切れ、不規則な心臓の鼓動、口の渇き、性欲減退等があります。神経がつながってるすべての箇所で現れるのです。

インターネットで「抗憂鬱剤の副作用」で検索してみると、

①　プロザック服用後、体がしびれ、ひどい不眠症になり、心臓がたまにドキドキする

②　PRISTIQ を服用してから、頭が痛く、目の焦点が合わない

③　PRISTIQ を服用してから、髪の毛がひどく抜ける

④　シタロプラムを服用してから、集中力が低下し、頭痛と食欲不振になる

⑤　Sensival を服用してから、口が渇き、視野が変になる

⑥　ジェイゾロフトを服用してから、頭痛、眩暈、耳鳴り、視覚障害が発生

このように多様な症状が現れます。

　抗憂鬱剤を服用してから次の日は一日中ボーっとし、気持ち悪かった、眩暈がしたなどは多く現れる症状です。この中で私たちが深く観察しなければならない副作用は、眠気、無力感、言葉の乱れのような、主に知能低下に関わる症状です。このように抗憂鬱剤が間違って作用した時に副作用が現れるのではなく抗憂鬱剤のメイン効果の後ろに隠れて、時には横から現れるような形で、常に一緒に出ているのです。また、うつ病患者の中では抗憂鬱剤の効果がほとんど出ない場合も非常に高い割合で現れています。

　では、抗憂鬱剤の効果はどのようなことがあるのでしょうか？

　抗憂鬱剤を服用する患者の方々が求める効果は、憂鬱感と無力感が減り、情緒的、身体的な活力ができることでしょう。しかし、力説的に、抗憂鬱剤の副作用の中には、眠気と無力感があります。抗憂鬱剤を服用してから気を失ったという方々がいるのもこのような

副作用があるからです。

　まとめてみると、抗憂鬱剤は活力を戻してくれる薬ではありません。抗憂鬱剤は感覚をやんわりと鈍くする薬であり、眠気と無力感はその過程で感じることになるある種の脱力感のようなものです。実際に一般的な鎮痛剤が効かない場合、慢性の痛みの疾患においては抗憂鬱剤が鎮痛剤として活用されることも多々あります。だから、多くの人々が抗憂鬱剤を服用してから無力感を感じたと言うのです。

　しかし、ある程度の時間が経ち、それに慣れると以降には心が楽になったという場合もあります。これは実際には心が「楽になった」のではなく、「楽になったように感じる」ものです。元気よく、活気が戻ってくるのではなく、ある種の逃避とも言えるでしょう。

　なので、このような抗憂鬱剤で得られた楽な気持ちは、元気で活気のある心ではなく炭酸が抜けた炭酸飲料のようなぬるい気持ちなのです。このような副作用と「効果があるようで効果がない」状態は現在の水準では必然的に現れることになります。セロトニン、ノルエピネフリン、ドーパミン等の物質が関わっているのは事実ですが、実際にこの物質がどのように作用するのか、中間代謝過程の物質なのか、最終物質なのかは把握されていません。決定的にこの化学物質が関わっていない人体の中の生化学的作用方式の全体情報が全く明らかになってないため、必然的に発生するものなのです。

　このような現実の内面を現代的な化学工業や、機械工学、電子工学などに比べてみてください。そしたら、現在の最新脳科学というのとのとそれに基づく薬物治療というのが他の分野に比べて劣っていることに気づき、驚くことになると思います。

現在の脳に関する薬物療法は、酷く言えば、昔、テレビやラジオの受信状態がよくない時に叩いてみて部品の接続不良を解消していたことを連想させるレベルです。例えば、ドーパミンが上手く分泌されなければ、その原因は何なのかから探す必要があります。

　しかし、現実は違います。ドーパミンの生成を調節する因子はどのようなものがあり、その因子がそれぞれ互いにどのような影響を及ぼすのか、体の中の神経ネットワークを通して繋がっているほかのすべての身体部位とはどのようなフィードバックを交わすのか、また、個人別の神経感受性と神経網の特異性により各自の意識に及ぼす影響はどうなのか、このようなことがリアルタイムでどのように互いに影響を及ぼすのか等が全く把握されていないです。このような状態で薬物を投入しているわけです。

　これが電源が入らないコンピューターに110Vから330Vまで電源をとりあえず全部繋いで見るのと何が違うのでしょうか。従って、一部の特異性がある患者たちにはより深刻な副作用が現れるわけです。

　それが精神科医師の間違いであるとか、抗うつ剤を含む脳に関する薬物に冤罪があるという話をしようとしているわけではありません。脳の神経調節に関する情報は人間の文明よりもはるかに膨大で、想像を超えるものなので、現在の科学の水準が発展しているとはいっても、私たちが化学療法に期待する期待値よりは、相当劣っているというのが事実です。

　なので、抗うつ剤は完全なものではなく副作用も出てしまうのです。患者に活力を取り戻すよりは、ある種の「感情向けの鎮痛剤」のように、感覚を一段階落ち着かせて、鈍くさせて、すべてを超越したり、諦めた人のように落ち着いた感じを真似させる薬なのです。

24

もちろん、このような「感情向けの鎮痛剤」のような薬物がすべて不要ということではないです。必ず選択しなければならない場合もあります。今すぐ心の苦痛が酷すぎたら、仕方なく少しその苦痛から鈍くならなければならない場合もあります。しかし、このような薬を長期服用するのは鎮痛剤に酔って痛い部位を使わずに時間を過ごすのと同様です。

　結局このような薬物に頼るということは自分の感情を鈍くするだけではなく認知機能の範囲と鮮明さも低くし、自ら鈍い人になろうとするようなことです。

　抗うつ剤を長期服用しながら社会生活をするということは自ら頭が鈍くなるハンデーキャップを持って生きるということです。

　実際、私の病院に来院していた患者さんの事例を紹介してみます。

　その方は30代後半の女性で、お子さん2人を育てながら会社に通っていました。

　5年ほど前、職場でつらいことが連続でできた上で、お子さんの育児問題、旦那さんとの葛藤にも苦しんでいたそうです。当時、すべてについかれてすべてのことが面倒くさくなり、精神科に相談を受けていたそうです。この方もうつ病診断を受けてから、引き続き薬物治療を行っていました。

　とりあえず、抗うつ剤を処方してもらって服用した後から特に変わったことはなく辛かった気持ちが少し弱くなった気がしたそうです。しかし、時間が経つほど紛らわしくなったり、無意識に周りの人を意識することになり、小さなことでも新しいことをしようとするとイライラが止まらなかったらしいです。症状がよくなって薬物治療を中断しようとしたことも何度かありましたが、そのたびに最初の症状が再び現れて、薬を辞めることができなかったそうです。

その後、実家との間でも少し気にすることができてから、手足が震え、言葉も吃るようになったそうです。

　すると、神経精神科では既存の抗うつ剤に加え、抗不安剤を処方してくれたそうです。手の震えは少しよくなったが言葉を吃るのと、時々眩暈がするのは続いていたそうです。だから、子供が少しだけ音を出しても敏感になり、イライラすることになって、お子さんたちもつらく感じるようになったみたいです。

　治療プロセスと感想についてもお話できますが、まず、この部分は省略し、ひとつの例ではありますが、ここにお伝えしたいすべてが含まれています。

　まず、抗うつ剤を処方してもらうと気分がよくなり、活力ができるのではなく「耐えられるようになる」のです。

　つまり、抗うつ剤はうつ病患者を「鈍くさせる」鎮痛剤の役割をする薬です。

　また、抗うつ剤を長く服用することで精神力が鍛えられるわけでもないです。

　活力ができるどころか、むしろ「意識がぼやけてきた」、「紛らわしい気持ちになる」、「体の他の感覚も鈍くなったような気がする」などの症状を訴える方々がもっと多いです。

　抗うつ剤を服用している間でもストレスによる別の出来事が発生したら、他の神経精神科の問題も発生しやすいです。例えば、事例で説明した患者さんの場合、手の震えと言葉を吃ることが発生しました。不眠症ができた方々もいれば呼吸混乱や逆流性食道炎などができてしまった方もいます。このような身体症状が現れる理由は私

たちの生命維持機能、感情機能、理性機能などが神経系を共有しているからです。

　結局、抗うつ剤を服用することになった人が他の問題を経験しないためにはどのように生活すれば良いのでしょう。

　人生において「新しいチャレンジ」や「もっと上手く生きて見よう」という考えを諦めなければならないという結論に至るかもしれません。

　新しいチャレンジをしたり、何かに向けて努力するということは、中枢神経系を含む神経系をもっと使うことを意味します。こうなると問題はより大きくなります。既にうつ病ということ自体が、神経系に何らかの問題が発生したということなのに、この状態でさらに神経系の使用量を増やそうとするのは、神経系に無理と負担を与えることになります。

　多くのうつ病患者さんには少なくとも数年から数十年に渡って服薬した方々の場合、もうひとつ共通するところがあります。「もしこの方々がうつ病にかかっていなく抗うつ剤だけに依存していなかったらどうなっていたのか？」と考えてみると多くの側面が変わっていたという予想が簡単にできるという点です。

　実はこのような方々の日常は他の人に比べて受動的です。自分が直面することだけに最低限の努力だけで必死にやり尽くしながら過ごしています。

　上で事例を挙げていた女性の方も実際の日常を詳しく見てみるとお子さんは最低限の支えを貰いながら成長するだけで、母からの積極的な励みは貰えてない状況でした。奥さんがこのような状況だから旦那さんも家の中にいるといつも息苦しいと思いながらも、広い

家に引っ越すとか、家族で新しい経験をしてみようなどはとっくに
諦めたということでした。この女性の方が薬物治療を始める時から
この方の家庭は、その場所に、その状況に止まってしまったのです。

　これくらいの生活を維持するようにしてあげるのが果たして治療
と言えるのでしょうか？

２．不安障害

　「不安障害は多様な形の非正常的、病的な不安と恐怖により日常生
活に障害を起こす精神疾患を通称する」

　これがやはり不安障害の定義です。

　理由が分からない、ある程度の不安が継続され日常生活に支障を
受ける場合と考えることができますがやはり原因を特性する病名で
はなく、症状を訴える形により名づけられた病名のため、不安障害
は下記のようにいくつかの種類に分けてみることができます。

１）パニック障害

　「いきなり酷い恐怖や不便な気持ちが数分で最高潮に至り、その間、
呼吸困難、息苦しさ、心臓拍動増加、発汗などの身体的症状と極度の
不安、死ぬかもしれないという恐怖等のような精神的症状が現れる。」

[NAVER知識百科] 不安障害 [anxiety disorder]（ソウル大学病院医学情報、ソウル大学病院）

　不安障害の中で、最も有名なのがパニック障害です。患者さんが
主に表現するのは、「いきなり息ができなくなり、息苦しく、死にそ
うで、頭が真っ白になる」というような表現が多いです。大体、否

定的な状況や環境に直面した時に起きることが多く、飛行機に乗ったりする際にもよく起きることから「空港＊（韓国語の場合、パニック（恐慌）障害と発音が似ているため）障害」と言い間違える方々もいます。

2）広場恐怖症

「大衆交通利用、公園のような開いた空間にいる状況、映画館のように密閉された空間にいる状況、列に並んでいたり、群衆の中にいる状況、家の外に一人でいる状況で極度の恐怖と不安を感じ、そのような状況を回避しようとする状態が6ヶ月以上継続される場合」

[NAVER知識百科] 不安障害 [anxiety disorder]（ソウル大学病院医学情報、ソウル大学病院）

広場恐怖症もよく現れる方ですがこれより少し弱い形で現れるのが対人恐怖症（社交不安症）です。とにかく、「多くの神経刺激を受けると重く、負担に感じる現象。」と理解していただければと思います。

3）全般性不安障害

「些細な、日常的なことに対し過度な不安と心配が長期間継続され、これをコントロールするのが難しく、不安と連関された多様な身体症状（不眠、筋緊張度増加等）をよく同伴する。」

パニック障害は症状が急激に強くなり、限界を超える場合が多いです。それよりは急激に症状が強くなるという点では弱いですが、より広く、継続的に不安感を感じるのが広場恐怖症です。また、全般性不安障害はパニック障害の時より低いレベルの不安感が継続的

に感じられるのですが、患者の方々は「何かが体を締め付けてくるような感じ」と表現します。なので、パニック障害はよりつらく感じられ全般性不安障害は耐えられると言うのは難しいです。

　不安障害を経験したことがない方々のために、このように説明させていただきましたが、このような属性があるという程度で、すべてを定義することは難しいです。ただ、急激に限界になってしまう不便な気持ちと、その状況がいつまた来るか分からないから不安な気持ちでい続けることになることと、常に不安な気持ちを感じ続けることのうち、どれがもっとつらいと言うのは難しく人の性格により差がある部分もあると思います。

　今まで説明した３つの障害以外でも社会不安障害、特定恐怖症、分離不安障害、場面緘黙（選択性緘黙）等もあります。このような症状の名前は大体ある状況で不安を感じることになる場合、「その状況＋不安症」と名づけることが多いです。

　しかし、このような方式は漢方医学のアプローチとは少し異なる点があります。例えば、相談をしていたら患者さんが「ただこういうことで不安で、ああいうことで不安に感じる」と言える段階は不安においてほぼ初期段階だった場合が多くありました。パニック障害や広場恐怖症、社会不安障害、全般性不安障害等で苦しんでいる患者たちは自分がなぜ不安なのかについて考え、原因を見つけようと工夫しますが実際はそれが原因ではないことをよく見ます。

　不安というのは既に心の中にゆっくりと積もり始めた、まるで大きな山脈の中で累積されてエネルギーを蓄積してきた火山のマグマのようなものでありそれが心の弱い部分から突き出て、噴出すれば、不安障害の身体的な現象として現れることになるが、その弱い部分

が人なら、対人恐怖症、エレベータなら閉所恐怖症、職場なら解雇恐怖不安症などと分類されることになります。

　つまり、不安障害というのは既に人々の心の中の巨大な圧力と各自の心の中の弱点が結合されて現れたことであり不安の原因がその巨大な爆発を導いたと見ることは難しいです。ただ、不安になりそうな状況が続いてきて、爆発するタイミングが来たと見るのが正しいでしょう。

　要するに不安が爆発しそうな状況が既に体の中で作られてきて、それが限界を超えた瞬間、どのような形であれ、体の中のマグマを減らしていくこと、ここで漢方医学的な治療と再発防止、予防的なアプローチが効果的に働く場合があります。

　このような不安障害の場合にもやはり、精神医学科の治療は変わらないと思います。

　この場合、変わらないだけではなく、うつ病、不安障害、睡眠障害などとほぼ同様な治療になると思います。「薬物治療」と「認知行動治療（心理治療）」に分けることになります。

　薬物治療とは抗不安剤を処方することです。その中でベンゾジアゼピン系の薬物は「GABA（ギャバ）」という神経伝達物質を活性化し、症状を緩和させることで知られています。

　上記の説明の具体的な内容は「抗不安剤を服用すれば、ギャバという神経伝達物質を活性化させる。このGABA（ギャバ）は神経の間で活性度（信号伝達）を邪魔し、抑制する役割をする。つまり、不安により神経緊張が伝わらないようにする」という意味です。結局、ベンゾジアゼピン系の薬物属性はやはり鎮痛剤に近いということが分かります。

　なので、抗不安剤は治療して心強い、安心できるような気持ちに

させてくれる薬ではありません。不安を少し弱く感じさせる薬です。従って、一時的に不安という苦痛が酷い時に少しだけ使う薬であり、この抗不安剤に依存してはいけない薬なのです。

　抗不安剤を服用し、このような方式で神経抑制をしてしまった時の副作用は次のようなものがあります。眠気、眩暈、錯乱、記憶力減退、頭痛、口の中が乾く、視野がぼやける等です。

　このような現象は正常的な神経ネットワークがラグ（Lag、遅延）がかかったり活性度が落ちた時に現れる症状です。

　当然、抗不安剤とは胸と手足の神経系で感じられる過度な活性度（緊張電流の拡散）を遮断することなので、その過程で全体神経系が抑制されます。つまり、あなた自身というシステムをダウンさせたり、遅くさせる作用をすることになります。

　抗不安剤の副作用事例をより具体的に調べてみると次のようなことがあります。

① Zanapam、Newpram 服用時

血圧がいきなり上がり、体に熱が出る。めまい、気持ち悪い、胸焼け、眼圧、手足が痺れる症状が続き、消化器系にも問題ができ、便秘と下痢が繰り返される。

② Inderal 服用

急激に体重が 10kg 以上増加し、食習慣は大きく変わってないが、体重増加により膝が痛くなった。

③ Lexapro、Depas、Ativan、Stilnox 処方

3ヶ月服用後、夜寝る時息ができなくなり体中が無気力に感じる。

元気がなく、漢方薬と一緒に服用。1週間後、現実感覚が鈍くなり、感情が感じにくく、悪夢と無気力、漠然な怖さに極度の恐怖を感じる。

④ Buspirone 2週処方

服用後、少しの眩暈症状だけあって、3週目から Rivotril と一緒に服用してから体中にピリッとした感覚と呼吸困難症状が発生した。

⑤ Depas 処方

2週間服用後、頭痛、眩暈症状が酷くなり、漢方薬と一緒に服用するために処方してもらったが、一緒に服用してから、気持ち悪く、吐き気がする症状が現れた。

⑥ Xanax、Alpram を5年くらい服用

常に頭痛があったが、Xanax、Alpram を飲むのを辞めてから、頭痛はなくなったが、不安感が再び発生した。

⑦ Rivotril を1ヶ月服用してから

間欠性爆発性障害が起きた。理由もなくイライラしたり、生理不順、聴覚過敏症状などが現れた。

⑧ パニック障害で Xanax 処方

服用後、手の震えと足に力が抜け、震える症状が現れる。足に浮腫が酷くなった。

⑨ 午前、Xanax、Rivotril／午後、Rivotril、Alpram、Indenol 服用

体中に汗疹とニキビが増加、全身がかゆくなった。

　上記の事例はうつ病関連の患者さんたちが活動しているネットコミュニティーでも簡単に確認できる内容です。また、抗不安剤は筋痙攣や消化障害等にも処方されることもあります。このような筋痙攣や消化障害等の神経性で診断されたものは、すべて神経系の緊張度が上昇によるもので筋肉の緊張と胃腸や食道の緊張等は神経を遮断することになれば緊張度が一時的に伝わらない作業がありますが、緊張度を解くと逆に無気力になってしまうのでそれによる副作用が長期間服用時、発生する可能性があります。

　パニック障害の患者さんの事例をひとつ紹介してみます。
　40 代前半で海外出張が頻繁にあるこの方は大手企業で勤務しています。社会的な成功を大事にしていて、自我実現に対する欲求も大きい方でした。当然、職場でも重要な部署を経てきて同期に比べ、ほぼすべての面で優れている状況でした。
　しかし、最近南米出張に行ってから戻る飛行機の中でパニック発作を起こしました。何とかして韓国に戻ってきて神経精神科の薬物治療を受けることになり 6 ヶ月が過ぎました。しかし、海外出張に行くのは考えられない状況です。
　さらに、その後も会社に出勤することがどんどん負担に思えてきたそうです。心臓の部位が重たくなり息苦しさを感じ始めました。結局、ある月曜日に運転して出社する途中に再び発作を起こしました。他のパニック障害患者さんの場合と同じく薬物治療をしているのにも関わらず、発作が起きてしまって心臓と脳に関する様々な検

34

査を行いましたが、特に異常はなく、再度、パニック障害という診断だけを受けました。

　この方の後の人生はどうなったのでしょう。

　この後も薬物治療の容量を再調整しながらこれ以上の発作は起きなかったらしいです。しかし、本人はそれが薬物の服用量を増やしたからなのか、本人が気をつけていたためなのかは確信ができないと言っていました。

　このように、自分も知らないうちにすべてにおいて常に行動を気をつけて、新しい人に会うことになる、もしくは新しい状況が起きそうな場合に神経が極度に敏感になるらしいです。特にこのような自分の姿を周りの人が見るかもしれないからもっと気を使ってしまうらしいですが、私の病院に来院された当時、この方の爪はほとんど無い状態でした。

　不安と緊張を克服するために他の人が見ないところで、爪をずっと剥がしていたら肌も荒れていてすべての指の爪が 1/3 のみ残っている状態でした。状態がこうなってからは会社でも緊張と負担がより少ない部署に志願し、移ることになったと、そしてこういう自分の人生がすごく情けなく思えてくると言っていました。

　この方の状況が薬物治療を通して良くなったのでしょうか。確かに深刻な発作を止めてくれるような気がすると言っていました。しかし、不安と緊張が自分の体の中にある感じはなくならないとも言っていました。

　常に頭がぼやっとしていて、二日酔いしているような不快な気持ちがなくならないと言っていました。少しでも頭を使う話は聞きたくないから、イライラしたり家でもお子さんや奥さんの顔をうかがっ

て暮らしているということでした。そして、自分のそのような姿を見てさらに怒りが抑えられなくなるという状況を繰り返します。

このような方々が自分が今まで生きてきた人生の方式を続けることができますでしょうか。自分が求めるのを成し遂げるでしょうか。

常にそわそわしながら不安を抱えている人生、常に何かに気をつけて生きる人生。

程度の違いはあると思いますが、パニック障害治療を受けている方々の日常はほとんどこのような姿です。

パニック障害の抗不安剤治療が胸を張ってすっきりとした気持ちで堂々と生きられるようにはしてくれません。

別の不安障害患者さんのケースを見て見ましょう。

この患者さんは30代男性です。兵役が終わってから真面目に会社に通っていましたが、いきなり原因が分からない不安ができたらしいです。本人はいきなりできたと言っていましたが、私が診断するには、いきなりではなく、ゆっくり進んできたのが爆発したことだと思います。

とにかく、精神科の薬物治療を受けて病気休暇も長く取ってから職場に復帰しましたが、復帰初日に再び不安発作が起きたらしいです。再び病気休暇と、長い薬物治療を経て、復帰後、何日後に不安発作。

こういう状況を5年間繰り返してきたそうです。その後は薬物治療を続けていて定期的に行っている診療相談では治療は上手く進んでいるという評価を受けています。しかし、職場に復帰はできていません。当然、元々の職場からは退職し新しい職場に応募し、合格しても一週間を持たないということでした。酷い時には出勤前日になると不安が高まったり一番長く耐えたのが一週間程度と言ってい

36

ました。こういう風に5年を生きてきました。

　この方の生活はどうなったのでしょうか？このように過ごすのも悪くないと言う方はいないでしょう。

　この方にとってもっと酷い苦痛は5年以上薬物治療を引き続き受けているのにそれでも普通に生きていくのが難しいなら一体いつになったら普通の日常に戻れるか分からないということです。お金をたくさん稼いだり社会的に能力を認められることではなく、ただ他の人のように普通に出社してから家に帰るという、平凡な日常もできていない、この生活が果たしてちゃんとした人生を生きていると言えるでしょうか。

　程度の差はあるかもしれないですが、不安障害の患者さんの場合もほぼ似ています。治療を受けるとしても心の中に常に不安な何かがあるということは変わらないです。いつもすっきりしない、そわそわしている状態で、心の中に大胆さの欠片も見つからないです。大胆さがないから、勇気も出ないです。

　半分くらいは人生の目標を諦めたり下振れて生きていく方々が多いです。一生懸命生活しようとしてる方々でもまるで車のアクセルとブレーキを同時に踏んで運転しているような気分らしいです。

　このような方々には堂々として、すっきりした心構え、自信、何でもできそうな勇気などはもう許されてないのでしょうか。

　それは違います。時間がかかるだけでこれもまた人体の機能に限るので、充分作り直していくことができます。

3．睡眠障害

　「睡眠障害とは、健康は睡眠が取れてなかったり、充分な睡眠を取っているのにも関わらず、昼の間に覚醒を維持できていない状態、または睡眠リズムが乱れていて寝ているときや起きている時に不便さを感じる状態を含むとても幅広い概念です。」

[NAVER 知識百科] 睡眠障害 [sleep disturbance]（国家健康情報ポータル医学情報、国家健康情報ポータル）

　睡眠という現象じたいは目で見るにはとても簡単に説明できそうですが、睡眠がどうやって脳から始まって維持されるのかを具体的に明らかすのは非常に難しいことだそうです。

　睡眠とは眠ることです。眠っている人を見ると意識はないですが、だからといって身体機能が止まることではないです。平均的には寝ると拾うが取れるし意識がないのにも関わらずいつも自ら目覚めるということから高度の自動化された機能が働いていると推定されます。しかし、最簿で構成された私たちのような有機体的システムでこれを複製して具現化できるくらいの具体的な知識はまだありません。未知の領域なのです。

　結局、睡眠という現象は分からない人には簡単に見えて知っている人には難しく見えるのですが、部外者の立場から見ると、ただ眠たくなったら、寝て、起きると眠りから目覚めるという簡単なものだと思えるのですが、もしこの現象を調節して責任を取るシステム運営者だと思うとすごく複雑で意味が分からない様々な段階を経ているプロセスだと思えてきます。

　今まで研究されてきた睡眠に対する研究結果は、睡眠というのは単に意識がなくなる時間ではなく、意識が特定の形の状態に入るこ

38

とになり、その中で身体は必ず必要なこと、しかし昼にはできなかったことをこなすことになるということです。

　睡眠の形を大きく分けると「レム睡眠（Rapid Eye Movement Sleep）とノンレム睡眠（non-REM sleep）」に分類することができます。レム睡眠とは頭脳の活性度がほぼ起きている時と同じ脳活動をすることが観察される時間で速い眼球運動が特徴的です。

　ノンレム睡眠は眼球運動が起きることはなく、筋肉が弛緩され、呼吸と心臓鼓動が著しく減少する段階です。

　私たちは睡眠中にそれぞれの状態を経ていきながらその日活動していた経験を片付いたり、昼の時間に習得した技術などを磨いたりもします。その他にも精神的な領域において、最も大事な創造性を発展させることにも役に立ちます。

　要するに頭脳は私たちにとって、意識であり、意識を維持・発展させるツールでもあり、人体内部のすべての細胞と組織、また機能を調律し、補修する機能を持っている体系でもあります。

　例えば、PCでウインドウのアップデート時間のように、画面は止まっていて「電源を消さないでください」というお知らせが表示されていて、眠っているように見えるが、中ではCPUが引き続き自分の仕事をしているような状態が、睡眠なのです。

　私たちが睡眠についてすべてを知っているという前提なら、止まっているそのアップデートの時間の中で何が起こっているのかをリアルタイムで説明できるはずですが、人間のシステムはPCとは違って、いくら睡眠の専門家であってもそこまで知ることは難しいです。

　我々の睡眠中の脳の状態に関してはPCの一般的なユーザーのように、新しい機能を追加しているんだ、不要なプログラムを削除し

ているんだ、他のアプリを最適化しているんだ等の表面的な観察に過ぎるのが現実なのです。有機体のシステムにおいては、同じ材料であっても同じ機能を具現化することは現在の知識では不可能に近いことなのです。これが現在の脳科学の水準です。まるで、ウインドウの使い方は知っていても、ウインドウという運営システムを作ったり、修正することはできないレベルと言えるでしょうか。

　従って、睡眠障害の治療法も正確な原因を特定して、患者に合うコードを挿入して問題を解決する（**良い睡眠を取る**）形ではなく、睡眠と似たような状態を作ってあげることに集中しているのが現実です。

　やはり、精神医学科の治療は主に睡眠剤の使用と認知行動治療（環境矯正）などで行われます。ここで睡眠剤による副作用の事例をまず見て見ましょう。

① Stilnox 服用

２週間服用後、昼の間でも眩暈がし一日の日課において集中力が低下し、仕事が捗らず、無気力感も増した。

② Zolpidem 処方

睡眠はできるようになったが、感情起伏が酷くなり、異常行動を繰り返すことになり、昼はほとんどボーっとしている状態が続く。

③ Stilnox 処方

服用後、眩暈がし、夜には寝て起きてを繰り返し、心臓がドンと落ちて下がる感じをよく経験する。

40

④ Stilnox 処方

60代男性患者で、夜にトイレに行けず、小便のミスが多い。

⑤ Stilnox 処方

服用後、昼に歩く時にも足に力が入らず、眩暈に苦しんでいる。

⑥ Zolpidem 処方

夜、寝ている時に食欲が上がり、朦朧として状態でも何かを食べてしまい、朝起きると記憶がぼやけて、食べ物を食べたのか覚えていない。

⑦ Stilnox 処方

3ヶ月間服用中だが、服用してない日は眠れなく、昼の間、認知能力が低下し、言葉をどもることがある。

⑧ Stilnox 処方

1年服用後、薬をどんどん増やすことになり一日中薬を飲んでいないと酷い悪夢と金縛りにあって、体がすごく痛くなる。2年目になってからは一日中金縛りにあい、冷や汗が出て記憶がなく、食欲が増加し大きく体重が増えた。

⑨ Zolpidem 服用

胸がドキドキし、自分をコントロールできないくらい不安になり、うつ病が酷くなり、理由もなく無気力になる。

⑩ Zolpicin 服用

睡眠剤処方服用後、半睡眠状態で食べ物を摂取してから、家中を歩き回ったが、次の日にその記憶がない。

⑪ Zolpidem 処方

眠ることはできるが、Zolpidem を飲んでから体に寒気がする感じがあり、体温を測ってみると実際に体温も下がっていて体が震える症状が現れる。

⑫ 睡眠誘導剤 Zeromine 服用

口が渇くような症状と酷く喉が渇き、体がだるく、眠りから覚めてない朦朧な感じが続く。

睡眠中に人体が活動を止めるように見えても、実際は体の内部で別の生命活動が活発に起きているアクティブな状態です。従って、睡眠を取ると頭も軽くなり考えも纏まり、新しいアイデアもよく浮かべて、免疫も高まり感染に強くなり癌や他の疾病においても抵抗できる力が生まれるわけです。

しかし、現代の睡眠剤はほぼすべてが鎮静剤の一種なんです。ただし、その鎮静作用がもう少し強いか、弱いかの違いです。鎮静剤は、私たちの脳の意識を担う大脳皮質の作用を抑制する薬物です。だから、正常な睡眠に入るようにしてくれる薬ではなく、意識を失わせる薬に近いかもしれません。

正常な睡眠状態での脳波活性度を分析すると、睡眠状態では記憶回路を構成するシナプス間の繋がりを強化することが明らかになり

ました。これは頭が良くなるという話です。逆に睡眠薬（鎮静剤）を服用した時には、覚えられないよう、精神を失わせる課程があり、その過程の中で脳細胞間の繋がりを大きく弱化させることが確認されました。これは頭を悪く、散漫、混乱させるという意味です。睡眠薬の副作用である「一日中朦朧とした状態」がそれで現れるのです。

こうして、睡眠薬と名付けた、実際は鎮静剤である薬をよく使うようになると、「睡眠」と呼ばれる人体と精神の再整備、アップデート過程を省略することになるため、短期間睡眠剤を服用しても癌になる確率が40％まで増えるそうです。

もし、睡眠剤を2〜3年間、継続して服用することになれば、その期間中に他の人より死亡する確率が4.6倍高いという研究結果もあります。

自然的な睡眠は免疫系を増進させる大きな原動力であり、過去悪名高い人体実験などで眠らせなかった場合、深刻な体の炎症と感染により実験対象がすべて死亡する結果が出たこともありました。

睡眠剤は、眠りを真似することであり、睡眠剤を服用してから寝たとしても体は実際に寝れてない状態のため、免疫力が落ち、感染に弱くなり癌などの発生率も高くなります。短い期間だけ服薬したとしても認知症になる可能性が高くなるという研究もあります。

睡眠剤を15年間服用した55歳の女性の方の事例を紹介します。

この方は夫の実家とのトラブルや夫の職場関係の問題等でストレスを受け、ある日不眠症が急にひどくなり神経精神科の相談を受けてから処方してもらい、15年間続けて睡眠剤を服用していました。

睡眠剤を飲むと眠るような気がしても、それも3〜4時間に過ぎなかったらしいです。薬を変えてみたり、容量を増やしてみたりも

しましたが、大きく変化はなかったそうです。一日中頭がボーっとし、無気力な状況が続き脱毛症や消化障害などもできてしまい、結局漢方医院を訪ねることになりました。また、清らかに澄んだ頭で考える感じをもう一度感じて見るのが願いだそうです。

この方のケースでもっと注目したいところがあります。この方の娘さん2人は今大学生ですが娘たちが中学校、高校、大学入試を経験する過程において、母親として一緒に会話の相手にもなってあげて、傷ついた心も慰めてあげて美味しいものも作ってあげたりして、元気付けてあげる姿がほとんどなかったということ、いつも無気力な母、元気が無い母、会話の中でも朦朧な母の姿を見せたのがどれだけ胸苦しいことでしょう。

睡眠剤が本当に治療薬なら、よく眠れて、元気が出て、アイデアも溢れている、そういう母に戻ったはずです。

また、睡眠剤が急遽必要な時に飲む薬なら、睡眠を回復できる別の方法を探せるようにしてあげる必要があったと思います。

10年、15年と、睡眠剤にのみに頼って生きていく人々がたくさんいます。なんとか寝ているかもしれないですが、実際は全然眠れていないという不安から少し離れるくらいで、睡眠の生理的に良い、本来の効果は全く得られてない状態です。

一人の人生なら自分自身の未来がぼやけて、人生の計画が成立しなくなるくらいですが家族がいる人なら、より深刻な問題になります。お互いに力を合わせて助け合うことが家族なら、睡眠剤を服用している人はその役割を果たすことができなくなります。

もちろん中には酷い症状の人もいれば、比較的に軽い症状の人もいると思いますが、長期間続くとやはり誰でも生活が質的に悪くなっ

ていきます。

　睡眠剤は日常の質を保証してくれることはできません。

　その他にも ADHD（**注意欠如・多動症**）とチック（**トゥレット障害、tic disorder**）等もありますが、ほとんどが抗憂鬱剤、抗不安剤、睡眠剤等と同じように今直面している問題に対処するくらいで止まります。

　まず、チック（トゥレット障害）と ADHD の薬を服用させることについては是非お話させていただきたいことがあります。

　チックと ADHD に処方される薬の名前を検索してみると、必ず「副作用」と説明する部分が出てきます。睡眠障害、頭痛、食欲の低下等はその基本的な副作用です。この薬を服用した時の実際の感じを、副作用と説明してある３つの単語ですべて分かることができるのでしょうか。実際に現れる副作用はこれらだけではないはずです。さらに、この薬の効果についてどのように体の中で働くのかについて調べてみれば、「正確な原理は分からない」ということが答えです。薬を投薬しながらもどのような副作用が現れるかも予測できない、またどのように作用するのかも明らかになってない薬を短くは数ヶ月から長くはすう面を服用させています。

　子供の患者さんの両親にこのような内容を説明すると、「精神科の先生が大丈夫といいました」と言います。そういう時に私からお話させていただくことは休みの日に両親に、その薬を飲んで見てくださいと言います。長くではなく、１日や２日くらい飲んでみてくださいと言うと、大体拒否感を見せます。

　「自分の薬でもないのに…。」

　「もし体によくなかったら…。」

　子供が数年間飲んでいて大丈夫な薬なら、大人が子供の用量で１

45

日くらい飲むくらいで健康に害はないです。当たり前な事実ですが、実際飲んでみる方はほとんどいないです。

　おそらく、両親は心の中では知っているのかもしれません。この薬が体によくない薬であるという事実を。

　アリピプラゾール、リスペリドン、ハロペリドールだけ検索してみても、「統合失調症に処方する」等の説明と共に異常反応や副作用が多く出るのを確認したはずなので、快く乗り気にならないのは理解できますが、その心がお子さんに対しても同じく作用してほしいと思っています。

　さらに、チックや ADHD 薬物の投薬条件となる発病原因自体も明らかになっていないです。発病の原因と知られていることは、発病当時の状況や推定される程度です。化学的薬物投与の根拠は、やはり原因の化学的説明でなければなりません。

　他の産業領域や、医療の他の診療科目においては通用されないことが、神経精神科においては他の代替案が考えにくいという理由で疑わずに使用されています。真剣な関心が必要なことです。

　なぜならチックと ADHD を治療しに来る場合、大多数が子供だからです。

　注目すべき事例をひとつ紹介したいと思います。

　12 歳の男の子なので小学校 5 年の子供です。

　精神科治療を受けてから 3 年、つまり、3 年間薬物治療を受けていました。当然 ADHD 症状もあります。初めて会った時には顔を酷く歪み続けることが繰り返される状況だったのですが、精神科の薬物治療を受けてからそれが減ったということでした。「精神科でいつまで治療しなければいけないと言いましたか？」と聞いたら、「引き

続き、薬を服用しながら様子を見てみようとのことでした」と保護者は答えました。精神科の薬を飲んだのにも関わらず、チック症状が続いているという話をするためにこの事例を挙げたわけではありません。この子を直接相談してみたら、極度の不安と緊張が内在していました。また、「つら過ぎる」という言葉も口にします。チックの症状がつらいという話ではありません。両親が自分のことをつらくするという話でした。両親のより詳しい事情をここに書くのは難しいですが、とにかく実際、この子の両親は周りの人をつらくする正確でした。

　また、父親と母親の仲が悪く喧嘩も酷かったのですが、こういう時に子供に対する思いやりも全くない状況でした。このような状況の中で兄であるこの子が自分の妹まで守ろうと努力しているところでした。それも数年に渡って。

　家族を全員、それぞれ面談してから、この子をもっと理解できるようになりました。もし誰でもそういう環境の中で生きていくことになれば、自分も知らないうちに苦痛で顔が歪んでしまうということを。

　もし、この子がもっと年を取った青少年だったら、友達と遊んでたり、他の方法を見つけて自分が絶えてきた精神的なプレッシャーを解消しようとしたはずですが、大体、チックがはじめて現れる年齢代は家族構成員から来る精神的、心理的なプレッシャーをそのまま耐えなければならない状況に置かれる時期です。家族の中に問題があるなら、家族の中で一番弱い人、もしくはプレッシャーが集中される人にチックが現れます。

　つまり、この子が耐えている問題を時間をかけてでも解決していかなえればならないのですが、この子の両親は精神科の治療を受け

させることで、自分たちの責任感は自ら免除してあげ、引き続き自分たちがしたいように行動して生きていきます。

このような親が一番聞いて満足するチック障害の原因に対する説明としては、頭脳発達の未熟さがあります。

もし、精神科の薬物治療が上手く進み、この子の症状が無くなったらそれはもちろん良いことです。しかし、この子は症状は減っても、薬の副作用である睡眠障害、食欲低下、ずつを酷くであれ、少なくであれ、経験しながら成長することになります。

睡眠障害、食欲低下、頭痛等の副作用を少しずつ引き続き感じながら生きるということはどのような感覚でしょうか。朦朧としていてどこか抜けている感じで、食欲もあまりなくて、活力が制限されてる状態が続きながら、成長期を過ごすことを意味します。子供が大人と同じくらい自分の体の感覚に多雨する多様なスペクトラムの経験があれば、親にこのように症状を訴えると思います。

「お母さん、チックは減ったけど、頭が重たいです。」
「お母さんは私がよくなったって言うけど、私はなぜか深く眠れないです。」
「何で昔は美味しかったものが今はひとつも食べたくないんだろう？」

残念ながら子供は自分の体の感覚を言葉で詳しく表現するほど経験もなく、訓練もされていないです。なので、子供が感じるにはなぜかは分からないけど昔と違うようで違わないようでよく分からないような状態で成長期を過ごすことになります。このようなところについて繊細な配慮を親がしてくれなければ誰ができるのでしょう。

病院で貰った処方箋の説明書に書いてある説明、特に副作用に関する説明はただ形式的に書いてあるものではありません。契約書に入っている賠償条項と同じく、問題が発生したら実際に自分が責任を負わなければならない、実物と関連する直接的な被害が帰ってくる問題であり、漠然とした危険性に対するお知らせの文章ではありません。

　また、ストレス関連でチック症状が発現した子供たちは発病前と比べて認知機能が不安定な場合が多いです。このような薬物治療はそのような部分を活性化させる治療ではなく、不安定な認知機能が成長期まで続くように問題を放置する結果を招くこともあります。

　重要な問題と見つめ合うことは、大変なことです。だから、そっぽ向きたくなるし、したい方向に向いて行動したくなるのが人間の本性ではあります。しかし、家族に関する問題は当時に無視すると、後でその問題がそのまま帰ってくる、もしくはより大きくなって帰ってくる傾向があるため、賢い選択ではありません。

　チック障害がある子供たちに関しては、是非話しておきたいことがあります。

　医療広告等ではチックの主な原因が脳の発達障害だと主張していますが、これは事実ではありません。もちろん、子供は脳が未成熟な側面はありますが、それが他の子はチックがなく自分の子にだけ、チックが発現する決定的な要因と見ることは難しいです。

　チック障害がある子供は一般的に他の子供たちより敏感な子が多いです。昔は「敏感」より、「鋭敏」という表現をよく使いましたが、この表現は否定的な意味として、他の人は問題としないことをこの人は過剰に反応して周りの人を疲れさせるという意味が入っています。つまり「問題がある人」という意味を与える言葉でした。しかし、

「鋭敏」ということの本質は「敏感」です。敏感ということは、他の人より感覚が発達したという意味です。

　他の人は感じないことを感じ、他の人が弱く感じることを比較的に強く感じるという意味であり、細かいシグナルを上手くキャッチする能力であり、センスがあるという風にも捕らえられます。

　特に感覚や感情変化に対する認知機能が発達したとも言えます。

　そうなのです。「敏感」という言葉は実は、長所の意味なのです。

　大体男性の方が、女性より他の人の表情を把握したり、微妙な言葉のニュアンスの中に秘められた別の勘定を感じることが難しい場合があります。こういう場合、男性より女性の方が「敏感」と表現することができるでしょう。また、チック障害の子供の場合、自分の母親より敏感な場合がよくあります。人間関係においては、相手より敏感な人が傷つきやすいです。

　最近、このような「敏感さ」を長所として見なす理由は、現在の経済と産業発展において、このような敏感さが実際の生活に役に立つことが多いからです。細かい違いを見極める能力が様々な商品と人の間で差をつけられるようにしてくれて、消費者が選択してもらいやすくなります。また、自分自身もより必要に合った商品とサービスを選択する可能性が高いです。従ってチック障害がある子供たちは大体こういう敏感さを持っているため、これからの時代により向いている、優れた素質を持っているという風に見ることもできます。

　子供にチックが発現する原因を経験的に振り返ってみると、このような子供たちは繊細なクリスタルのようです。しかし、親はこのような子供を真鍮製の器やステンの器のように扱うケースをよく見かけます。子供が持っている特性に合わせた配慮が足りなかったと

50

いうことは、その子供という存在に対する悩みが足りなかったケースだと見ることにします。

　実は大多数の親は子供が生まれたての赤ちゃんの時から一緒に生活しているため、子供が大きくなっていく過程で起きる変化をあまり感じない場合が多いです。虎や犬、熊がとても小さい頃には可愛らしいのですが、大きくなっていけば、固有の独特な形質が現れるように、子供も小さい時には大きくなっていけば、自分自身が持っている独特な個性が現れるようになります。

　さらに、敏感な子供はそのような覚醒―自分の個性が現れる時期が早い方ですが親はそのような状況に対する足りないと思います。つまり、「この子は私とは違う人だ」という認識の変化が子供の成長速度に比べて遅い場合が多いです。

　性格が良いことで有名なレトリバー同士で産んだ赤ちゃんでもそれぞれ個性が違うことのように、親2人の遺伝子の結合で生まれた子供たちは親とは似ている側面もありますが、とりあえず親とは異なる人格体と思う必要があります。自分と異なる一人の存在として認めてあげることは、会話をするにしても、一緒に生活をするにしても適切な配慮をしてあげることが必須的という意味です。

　実際にチック障害がある子供の親たちを見ると、気楽に子供と話していると言いますが、他の人に対してはしない話し方で会話をしていくケースをよく見ます。他の人との会話においては「あの人無礼だね」と思えるような話し方、例えば、本論だけ直接言うとか、自分がしたい話のみを命令するように指示するとか、状況に対する詳しい説明や説得なしで選択を強要するなどの行動を気兼ねなくするなどの話し方です。

　このように敏感な子供と一緒に生活する時には子供の元々の年齢

より5〜10歳上だと認識して接することも考えてみる必要があります。このように日常の中で細かく配慮するためには、子供をよく観察することも必要です。

　しかし、このようなことは意外と疲れる、大変なことです。親が「この子が今は自分に懐いているが、この子の隠れた本性は何なんだろう？」と悩みながら、子供をありのままで観察し、配慮することにはたくさんのエネルギーと時間がかかります。だからと言ってすべてを子供が鋭敏だから発生する問題と結論を出してしまうと、問題を少し隠すことはできるかもしれませんが、家族の裏側でどんどん大きくなっていきます。総合的に改めて考えて見ると、精神科で処方してくれる薬物は事例で確認したとおり、治療のための薬ではありません。症状を少し忘れさせる薬なので「鎮痛剤」と見てもいいと思います。

　過去に筋肉・骨格系の痛みにも鎮痛剤を治療剤のように使っていたことがありますが、現在は急ぎの痛みにのみ使い、その後には必ず原因を見つけて、治療しているところです。

「鎮痛剤だけに依存して病を大きくしてはいけない」

　このような話もおそらく耳にしたことがあるかと思います。原則的には神経精神科でも鎮痛剤投与後、原因を見つけ出して治療を進める必要がありますが、ほとんど鎮痛剤のみを投与し続けているのが現状です。つまり、患者が痛みに鈍感になるようにし、問題を隠そうとしているため、逆に問題が大きくなっているかもしれません。このような意見に対しては異議を持つ方々もたくさんいらっしゃると思いますが、もしうつ病や不眠症、不安障害、間欠爆発症、ナル

コレプシー等の様々な問題を抱えて精神科で相談を受けた肩や受ける計画がある方々は、以下のような最も根本的な質問を医師にしてみる必要があります。

「この薬物を処方してもらって、治療をすれば、病気が本当に治るのでしょう？」
「治療にかかる時間はどれくらいになりますか？」
「治療が終わったら、過去の自分の姿に戻り、もう一度自分のアイデンティティを持って昔のように自分の意志で生きることはできるのでしょうか？」

　他の病気と比べて考えてみましょう。もし、消化不良で病院を訪ねたら、医師から「一生消化剤を飲み続けなければならない」と言われ、いつまで薬を飲む必要があるのかも答えてくれなければ、この病院の治療を信頼することはできるのでしょうか？おそらくそうではないはずです。

　薬物の使用について、絶対に悪いという見方をしていると思われるかもしれないですが、実際に私の願いはそうではありません。これからより多くの研究が出て、脳の電気的、化学的設計図と作用方法が明らかになり、それにより正確な薬物療法が現れることを期待していて、また、そういう日が来ると信じています。

　また、そのような進歩が行われる前だとしても、睡眠剤、抗憂鬱剤、抗不安剤等の薬が必ず必要な場合もあります。少しでも苦痛から離れて、休みを取らないと耐えられない場合もあります。その場合には薬物治療をおすすめします。

　しかし、苦痛から少し離れていても、この苦痛が発生する原因を

53

調べそれに合わせて上手く対処しなければ、人生を希望通り生きることができます。そうこう風になることを願って、化学的な薬物療法の副作用を説明しました。

　一体なぜ、これくらいしか対処できていないのでしょうか。不眠の苦痛、不安と緊張の苦痛、無気力な苦痛をとりあえず鎮痛剤で耐えるくらいしかできず、正確な原因を見つけ出して「私たち自身」という人々を回復させ、正常に戻るようにさせることはできないのでしょうか。

　精神科の医師の方々が何かを逃していたり、怠けているのでしょうか。そうではありません。精神科の医師の方々ほど、充実な方々もいないと思います。それでは、なぜ、このような状況に留まっているのでしょうか。そこには理由があります。それは次のＣ章で紹介したいと思います。

54

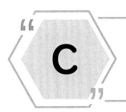

C 人間の心とは まだ明らかになっていないもの

　人間の体には大体50兆の細胞があると言われています。また、この50兆の細胞は寿命がそれぞれ違うため、速く世代交代される皮膚細胞の種類もあれば、遅く交代される骨のような細胞もあります。

　世代が交代されるということは、既存の細胞がすべて死んで吸収・分解され、その場所に新しい細胞ができて、埋め合わせをするということで、人間社会が世代交代されるのとかなり似ています。

　いくら遅くても10年が経てば、10年前に体を構成して細胞は残っていることがなくなります。完全に新しい細胞が現在の体を構成することになります。

　そういう細胞ひとつごとに、微弱ではありますが、意識があり、知能があります。

　私たち人間の意識と知能のように、複雑で多様、多層なものではないですが、好き嫌いというのを区分できるくらいはあると推測されます。このような細胞ひとつひとつの意識と知能を無いと考えたり、議論する必要もないと考えることは当たり前のことですが、これは人間の知能を基準に比べたからなのです。もし、人間の進化速度を基準に、人間より数千万年、数億年、もっと進化した生物の立場からしたら、今の私たちの心と意識をどのように見るのでしょう。おそらく「人間という生命体は知能がほとんど無い」と判断する可能性が高いです。

とにかく、私たちと比べて相対的に微弱な、細胞たちの意識と私たちが自分が自分らしいと感じる人間としての意識と心はお互いどういう関係があり、どのような相互連関性があるのでしょう。

私たちが考える私たち―私たちの心、私たちの自意識がどのようなものなのかはいろんな仮説と実験がありますが、人間の心が何なのかを明確に説明してくれるのはないです。

より正確に言うと様々な仮説と実験だとしても、こういう時に人間はこう反応する、ああいう時に人間はああ反応するくらいで、個別の事例を集める程度です。

つまり、「人間の心とはこのようなものである」と説明できる人はいないということです。

今のところ、寓話に出てくる、視覚障害者たちが像を触るように、こういう側面があり、ああいう側面もあるくらいの分析であり、それらを立体的に組み合わせてひとつの統合されたイメージも作られてないのです。

ただし、現在まで明らかになった側面を総合してみると、人間の心はひとつのプログラムの中で作動する様々な機能ではなく、様々なプログラムが状況によりそれぞれ作動したり、一緒に作動したりもする複雑な形であるということです。つまり、人間の心とは単一体ではなく、小さな心と心が集まって成し遂げた群集と類似している形なのです。

小さな群集が集まり、大きな群集になり、様々な群集がまたグループになり別の形の集合を作っていること、こういうプロセスが意識の世界においても行われています。

このようなケースを説明する良い例が「集団的知性」ということですが、蟻一匹一匹の知能はとても知能が低いが、蟻の集団の知能

は複雑な蟻の巣を掘ったり、社会的な業務をこなせるほどの高い知能を見せるのです。このような現象を説明してくれる言葉として、韓国では「私たちは私より賢い」という言葉があります。

知能の場合だけではなく、心と意識の場合にも「群衆心理」と「集団意識」というのがあります。

個別的な私の心、相手の心が合わさって集団になれば、心がより普遍化し、具体化されます。

このようなことが何で重要かと言うと、正常的な状態の私たちの心の作動、つまり、ある対象に対して好意を抱いたり、不便な気持ちになったりすること、気持ちがよくなったり、状況により気持ち悪くなったりすること、対象に対する理解力が良い時や直感が良い時、危険な状況に置かれたら無意識に緊張してしまう現象などのような正常的な作動さえどのように作動するのかその原理を分からない状況であるため、精神病理学的な状況、つまり、神経精神科疾患と呼べる状態では「一体なぜそのような問題状況が起きるのかに対する正確な原理自体はまだ分からない」ということです。

原理が分からないということは、私たちの心と意識、知能において、ある中心的な原理が定まって、その原理にケースごとの分析が加わって、こういう場合にはこのように反応し、別の場合には別の反応が出る形で、上から下へと降りていきながらすべてが作られたわけではなく、体を構成する様々な細胞の意識が固まって作り上げたのが私たちの意識であるため、この意識がどう作動するかは、合理性ではなく、まるで多民族国家の世論が動くのと同じ形だと理解していただいた方が良いです。「理性的」、「合理的」という単語で考

えようとすると、かなり衝動的なところもあるかもしれません。

　つまり、正常な状態も分かっていないからこそ、非正常がどう起こるのかも分からないということであり、非正常的な精神状態の事例を集めることはできるとしても、正常的な精神とはどのようなことか、どこまでを正常的な範囲と見れるのかを規定することは難しいです。

　これが人間の心と、それが良くない状態に置かれている時にそれを改善しようと努力し始める時、一番最初に心に込めなければならないことです。

　心がどう機能するのかは誰も分からず、当然、それが間違った反応を見せる時になぜそのようなことが起きるのかはさらに分からないということ。ただ、ある状況においてそういう反応がより激しくなり、より楽になるのかは観察されてきた部分があり、経験が重なっている部分がある程度です。

　ところで、心の細かい原理を知っている、知らないという基準があるとしたら、私たち自身のレベルはどれくらいでしょう。心が動き、機能するのは私たちが生きているからであり、生きているから起きる部分であれば、細胞が必ず関わっています。どの細胞までが、心に重要に関わる部分で、どの細胞は心と比較的に関係が少ないところでしょうか。

　もし、PC の場合を基準としてあげるなら、ウインドウのプログラムコードがどのように組まれていて、プログラムの始まりと終わりを知っていて、その基盤の上で応用プログラムがどのような方式で相互作用をしながら、同時に実行されているのか、また CPU と RAM をどれくらい分けて使っているのか、ハードウェアをどのようにコントロールしていて、エネルギーの使用量を調整しているのか

58

等についてPC業界においては、知っている人々がいると思いますが、人間の頭脳と心についてはそこまではっきりとした答えを知っている人がいないです。

とても素晴らしい心と意識の専門家、有名な神経精神科の専攻者だとしても、PCと比べると、電源キーを押せばオンになる、ブラウザーはインタネットを繋ぐ時に使う、様々なプログラムを一気に実行させるとある時点からは限界があり、処理スピードが遅くなる等の一般使用者レベルの知識しかないため、人体の心と意識についてアプローチする時も細かく正確な作動原理に従って解釈をするというよりは、その人が表面的に訴えている説明により分類し、病名をつけている現状です。

つまり、一般的に他の疾病の場合、病の原因により、病名を分け、名付けますが、神経精神科の疾病は原因ではなく、患者が説明する自分の感じている症状と表に表れる姿により病名が決まります。

例えば、他の診療科目では原因による分類をするため、一般的な風邪の場合でも熱が出て、胃もたれをした時も熱が出て、虫垂炎にかかっても熱が出る場合もあるし、虫歯ができた時に熱が出る場合もあるため、原因を病名にしていて、「発熱」という表に表れた症状を診断名として付けることはないのです。「発熱」が病名になるケースはないという話です。

しかし、神経精神科の場合、原因が何であれ、(実は上で説明したとおり、心がどう機能するのかがまだ把握しきれてないため、つまり、症状の発現原理がよく分からないため)「憂鬱な感情がずっとある、無気力な気持ちになる」と表現すれば、うつ病、「眠れない」と言えば、「不眠症」、「心がそわそわする。理由は分からないけど常に不安な気持ちになる」と言えば、「不安障害」と名付けるのです。

59

従って、うつ病、不眠症、不眠症とパニック障害等はそれぞれ厳しき区分された、または、分離された疾病ではなく、表れる症状であるため、うつ病と不眠症、パニック障害、不安障害、その他の神経精神科疾患が同時に表れる場合がほとんどです。どのような症状を主に訴えるのか、どのような症状が一番耐えづらいのかにより、その症状が主な病名になるのが神経精神科で病名を名付ける現在の仕組みです。

　疾病の症状を木で例えるなら、葉っぱと枝が東に多く向いて出ていれば、うつ病。北に多く向いていれば、不眠症、西に多く向いていれば、パニック障害という風に名付ける形です。当然、どちらかの方向だけに葉っぱと枝が向いてる植物はないため、どの病名であれ、主な症状はありますが、他の症状もすべて少しずつ表れています。

　そのため、神経精神科では「うつ病薬＋不眠症薬＋不安障害薬」という風に症状が酷い順に薬をひとつずつ追加しながら、投薬することになります。

　その過程だけで考えると、今はまだ感情的な問題と神経作用の過ちの原因が上手く分からないので、当たり前で合理的な対処と弁明することもできますが、他の疾病や人類の化学的進歩に比べると問題点が多いのも事実です。

　哲学と宗教の領域では、人間の心、魂等に対する研究と探索が行われ続けましたが、それが肉体との具体的な繋がり、つまり、哲学と宗教の領域で把握した人間意識の構造と実態が肉体的現象とどのように対応しているのかに関する研究が足りないため、つまり、肉体という現実的な問題を具体的に解決するのに難しいところがあるため、日常的な問題においては、対応に限界があります。

もし、他の人より自分の意志で動く傾向が強い人がいれば、この人は身体的に、物質的に、他の人とどう違うのか、霊性が発達した人が特定な状況で見せる身体的な反応は一般的な人とどう違っていて、どのような兆候を元に予見できるのかなどの具体的な問題に進むと、やはり実用的なサポートを得ることは難しいと知ります。

　ある方々は、精神医学において、意識と無意識、自我と自我を超えるもの等の研究と分類があるため人間の意識と無意識、心という領域を充分に知っていることを表すと言いますが、これはある意味正しいところもあるかもしれないですが、実態としては足りない側面があります。

　例えば、比較すると仏教の瞑想論では人間の意識を前五識、六識、末那識、阿頼耶識、阿摩羅識などと分類しますが、これも大切な探索と研究の結果ではありますが、詳しく見て見ると、人間という実態をすべて表すことはできないと知ることになります。

　ちなみに、このような研究はヨーガでもあり、漢方医学でもあります。ヨーガの「微細身」という概念と漢方医学の「精・氣・神」という概念も精神的探求の領域に入ります。このような研究は人間精神の属性と構造に対する大まかな情報は提供するとしても何が正常なのか、正常的な精神の人間を判別できる肉体的な根拠は何なのかに関する答えは示すことはできていないです。

　このように多様な文化圏で人類が今まで数多くの研究をしてきたのにも関わらず、そのすべての研究の情報を集めるとしても人間の心と意識という完全な実態としての情報は足りないです。当然な話かもしれないですが、ここが明確にされる必要があります。

　それでは、しっかり把握できる実態の情報とはどれくらいのもの

C・人間の心とはまだ明らかになっていないもの

を言うのでしょう。

　私たちがある事や物質に対する情報を得たものを「知っている」と言った時に「充分に知っている」ということは事や物質を自由自在にコントロールできたり、出来事を再現できたり、物質を合成できるレベルだと考えられます。

　人間の心に照らし合わせて考えてみると、人間は有機質の細胞で構成されているため、一旦、細胞のレベルの意識の水準とその意識の物質的な具現方式を知ることは基本であり、無意識で例えるなら、無意識に該当する細胞内部の生化学的活動と細胞の間の立体的な（3次元的）作用方式に関する情報とそれを再現できるくらいにはならないといけないのではないでしょうか。

　つまり、細胞を作り出して、それらを有機的に繋げて、機能する方式を組み合わせて、稼動させ意識と無意識、心と自我を再現できるレベルにはなる必要があると考えています。

　このような人間の意識に関する問題は理解することが難しい側面が多いです。なぜなら、私たちが異議を提起せず疑問を提起せず、当たり前に受け入れてきたからです。

　私たちは、具体的で実用的な理由なく自分の心について疑問を抱いたことが少ないです。自分の心がなぜこのように動くのか、心がこう反応する理由が何なのかについて工夫するよりは、直面した状況で自分がどう行動しなければいけないのか、どのような決定を下すのが自分にとって有利なのかを考えることが、私たちの成長過程においてより急ぎで、大事なことだったからです。これを別の言い方で言いますと、私たちが生きているからです。

　生きている私たちの姿はとても小さい時から自然に受け入れてき

62

たものなので、ここに数多くの疑問がたくさんあるとしても、意識せずに飛ばしてしまうことになります。なぜ、自分が韓国語をしゃべるのか、なぜここが自分の故郷なのか、なぜ祖母と祖父がああいう人なのか、このようなことは疑問の対象ではなく自然に受け入れなければならないことだったので、当たり前すぎることになります。さらには、自分が有限な生命を持つ者であることもこういう風に受け入れることになるのです。とても近しい人の死も時間が経てば、現在の自分がどのように行動して決定するのがより今の生活において有利な結果を招くのかだけに集中することになるのです。

このような存在にたいする疑問は青少年になり思春期になると、ある程度は悩む必要がある部分なのですが、社会的な要求と学習の課題が重視されるため、飛ばされてしまうところも多いです。このような方々は自分が本当に好きなものは何か、何を求めるのか等の自分自身の生理的、心理的な特性もよく分からない大人として成長することになります。

なので、人間の心がどのようなものなのか、私たちはなぜこのような行動をし、心を持つことになるのかについては過去には哲学者や求道者が追及する部分でした。最近は脳科学と瞑想に対するニーズが多くなり少しずつ関心が高まってはいますが、真剣な悩みは未だに足りない方です。最近の脳科学や瞑想に対する熱い関心も、実はどうすればより有利な決定を下せることに役に立つかというニーズから起きたことであり、人間の意識の構造と形成原理、そのものに対する関心はまだまだ足りないです。それはその分、心に関することは難しい側面が多かったという意味でもあります。心というのの大体の属性はこれくらいに説明しておいて、次のパートでより詳しく見てみたいと思います。

精神科医師はあなたに関心がない

－ 心の力を育てる瞑想と漢方医学 －
_____

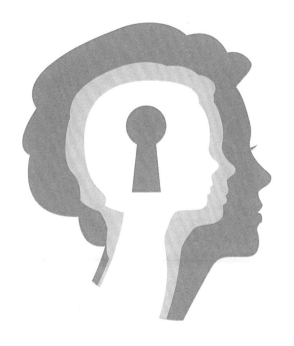

Part 02

私たちはどのような形の
存在なのか

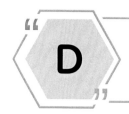

D 私たちは果たして高等生物なのか

　人間の心理に関する研究はたくさんあります。このような研究の目的は主に何を得られるかに集中されています。最も多い分野がお金を稼ぐこと、ビジネスに成功すること、交渉が上手くできること、異性を上手く誘惑できることです。こういうのをまとめてみると、「他の人に利用されず、他の人と状況を利用して自分の利益を得る方法に関する研究」と見ることができるでしょう。

　最近はこのような内容を扱っている自己啓発本がたくさん出ていますが、いろんな本を読んでみると、混乱してしまう時があります。この場合には、心がこう機能するが、別の場合だと別の方向に機能する、この場合と別の場合が重なる時はまた違う結果が出る等、結局は状況により判断が異なるという風な展開が多いです。それぞれの本が主張している内容も違うし、同じ本の中でも前の章では「こういう風にした方がいい」と言ったのに次の章では「でも、別のことも必要である」と別の話が登場することもあります。それでは、「こういう風にする」時と、「別のことが必要になる」時はどう区別し、どのように行動すれば良いのでしょう。

　本で恋愛を学んで恋愛マスターになれますでしょうか。状況に応じて応用することが大事という内容がこのような自己啓発本には必ず載っています。「状況に合わせて違う行動をすることを把握するのがノーハウ」という意味もありますが、その背景には人間の心理、

そのものが一貫的ではないということを示しています。

　人間の心理に関する研究で例えてみると、吊り橋効果、ピグマリオン効果、ハロー効果、クレスピ効果等、数えられない用語があります。それぞれの理論と事例はたくさんの学者たちが時間と努力を費やして意味を与え、分類し、整理したものであり、それだけでも人間の探求の結実として尊重されるべきですが、このような様々な用語を読んでいると人間とは果たして何かという疑問に至ることになります。

　なぜかと言うと、読めば読むほど人間は安定的な存在ではないという結論に至ってしまうからです。ひとつひとつ、チャプターを読んでいくと、なるほど、人間の心はこういう側面があるんだなと知り、ある程度その知識を信頼できるようになりますが、読み終わってから、実際に現実と向き合った瞬間にそのような知識があまり大きく役に立たないと感じることになります。

　このような現実は結局は人間は予測できない存在であると切実に感じさせます。大きな枠での集団的心理反応はある程度予測できるかもしれないですが、個別の人間の心理というのは、どこに走るか分からないものなのです。このような予測不可能な側面に関しましては、人間がとても複雑な存在であり、ひとつ、ふたつの観点から把握できないもので、数多くの研究にも関わらず、未だにまだ知らないことが多い分野であるという風に説明をします。(ただし、落ち着いて、真剣にこのような説明を分析していくと誰でも同じ結論に至ることになります。「言い訳のような解明」であるという。もちろん、このような言い訳も必ず必要なものではあります。学者たちが色々と大変な努力をしているということは確実であり、最終的に結論に至らなかったとしても、

D・私たちは果たして高等生物なのか

学問的な成果が遅いとしても、一歩ずつ前に進んでいるということだけで、充分前向きに考えられます）。

　実際に日常生活において私たちの心というのも、やはり、変わらない、一定の感情、例えば、確信的な愛という感情があったと思えたのに、裏切られたり、ライバル意識ができてしまうと、すぐに憎しみに変わり、冷たく、残酷になったり、自分でこれがいいと思っていたのに、他の人の一言でころっと別のものが好きになることもあります。

　お店の商品の配置を少し変えるだけで、消費者が購入する商品の選択が変わったりおなかがいっぱいな時と空いてる時で、商品を選択する結果が異なることもあります。付き合う相手の格好により、気分が変わったり、相手がしゃべる内容ではなく、音声の高さにより、その人に対する好感度や感情が微妙に変わることもあります。このようなことを利用して、真実を騙したり偽装する方法も発達し続けてきました。代表的なものが化粧やファッション、話術のようなものです。さらに、このような反応も分かりやすく、一定の形で規則通り、正確に現れるものではないです。

　このように私たちは相手や物の真実と実態を正確な価値を評価し、認知しながら決定を下して反応するよりは非合理的で説明できない行動と決定をすることが多いのですが、このような人間の形態は、人間が高次元的に発達して、因果関係が明確な、そういう体系的な複雑さにより行われるものでしょうか。

　人間の意識と心、感情等の構造が体系的に、私たちが理解できないレベルで高度化になっていて、あのような現象が現れるのであれば、私たちはいつかはこのような心のいろんな変化を予測し、調整

できるようになります。人間が高度化されているのであれば、このような反応は私たちがまだ知らないアルゴリズム、つまり、変数を入力すると結果が出る方程式があるということで結局は時間の問題だけで、知ることになるのです。

　結局はお互いに心を分かり合えることになり、どの条件により私たちの心が変わり、他の人の心がどう動くのかすべて計算し、予測できるようになる日もくるという話です。

　果たして本当にそうでしょうか。
　もし、私たちが動き、活動し、考え、感じるすべての機能を大きく３つに分けるとしたら、

1．人体というハードウェアを維持する機能

生命を維持する生命維持装置としての機能として、五感を感じ、五臓六腑を動かし、外部の刺激に免疫システムを形成し、ホルモン代謝を調整し、平衡機能と際簿の世代交代を統率し、外部から栄養分を求め、危険要素に対応する筋肉・骨格系を調整する機能

2．感情を感じる機能

五感で表現される様々な情報を集め、現在の状況に対する総合的な分析を「感情」という形でまとめる機能

3．認知と理性の機能

感じるすべてを総合し、未来の計画を立て、感情で表現される現在状況の向こうの状況を分析する機能
このように分けてみることができます。

人間という自我意識と曖昧な形で存在する「人間の心」が体系的に、合理的なコードにより形成されているのであれば、つまり、元々ひとつの完成された大きな設計図により作られたのであれば、人体のそれぞれの機能が独立的に機能しなければなりません。

私たちがあまりにも当たり前に感じて生活してきて、受け入れてきた、ほとんど疑問を感じなかったことがこのようなことです。これ以外のものがあるかもしれないということを誰も想像できなかった、なのに間違っていたり、完成度が低いものを深刻に認識できず、当然なものとして受け入れ、これらを理解できていない自分の問題だと受け止めて勘違いしてきた、そういう真実が必ず存在しますが、それが、すなわち、私たちが少し変という事実であり私たちはそれを認識できずにいるだけなのです。

私たちはどこかが少し変です。私たちは高度に発達された存在だと学びながら育ちますが、実際にはそうではないということが明らかになります。

私たちが思ったより高度化されていなく、どこかが欠けてるように作られているという証拠はたくさんあります。心理学的に様々な概念がぶつけ合う場合が多いということを除いても。

1. 肉体と感情がお互い干渉し合う場合

私たちが当たり前に感じていること生まれながらそうであったからこそ、全く疑問に思わない、そのような人生の経験、生理的な経験があります。ただ、当然なこと、最初からそうだったこと、このようなことをじっくり見てみると、大きな学問的な知識や勉強がなくても、素晴らしい実験論文がなくても、ただ携帯とパソコンでイ

ンターネットが使えるならすぐに分かるようなことがあります。例えば、以下のようなことです。

（ア）感情により体の感覚が変わる

・しばらく美味しいものを食べていて、突然驚くことがあったり、気持ち悪い人にアウト、ずっと美味しく食べていたのに、一瞬で不味く感じるようになります。
・世の中が希望に満ち溢れているように感じる時には空も清らかに見えて、体も軽く感じますが不吉な考えやニュースを接する瞬間、空が暗く見えて体も重たく感じます。
・好きな人と触れ合うのと苦手な人と触れ合うのは、次元が違うくらい、極端な触感を感じることになります。

（イ）感情により体の作用が変わる

・腹が立つと胃もたれしたり、息苦しくなったり、胃腸が腫れるなど、消化機能が落ちます。
・ストレスが溜まると息苦しくなります。
・気分により、筋力の違いがあります。そのため、プロの運動選手たちは試合前後に体調を整えるテクニックのうち、前向きな感情状態を維持することが必ず入っています。そして、ますます、重要になってきています。

このようなすべてのことが私たちが当たり前に毎日経験していることです。そのため、何が問題なのかよく分からず、過ぎていく場合が多いですが、もし、私たちがお金を払って購入したPCでこのようなことが起きるとしたら、どう思うのでしょうか。あるプログ

ラムを実行させた状態でどれかキーを押せば、プログラムの色が変わったり、プログラムの速度が遅くなるなどを仮定するなら、急いでカスタマーセンターにクレームを出したり、掲示板に否定的な口コミを残すかもしれません。

　私たちが、自分の体に慣れすぎていて、認識していないだけですが、ひとつの機能が別の機能に影響され、正しく機能できないということは、私たちが最初から単一の体系で作られていないことを説明し、あまり高次元的な存在ではないということ、論理と合理性で構成された存在ではなく、そのように論暦的に作動されないということも含まれます。

2．感情と理性がお互い干渉し合う場合

　この場合は、説明する必要もないくらい多いです。私たちが生きていくこと自体がこのようなカオスの中なので。簡単な例をひとつあげますと、ある人が気に入った場合、その人の間違った点や短所よりは、良い側面に注目するケースがかなり多いです。指示する政治家や信頼していた先生の場合、また好きな知人等に対しては、感情が先走った状態では、その人の行動についてまともな判断が下せなくなります。

　また、ある経験の記憶が感情により長く残っていたり、歪曲されたり等、文革の素材となるのは、このような感情と理性の間での衝突に対するものだと言っても過言ではないと思います。実際に起きた衝撃的な事件・事故の場合、目撃者たちがそれぞれ受ける心理的な衝撃により現場の記憶がそれぞれ異なる場合があまりにも多いで

72

す。ひき逃げした車の色を覚えているかという質問に対しても現場の目撃者が複数の場合、それぞれ完全に違う色で確信する場合も多く、特に試験期間中に誰もが感じられる、初めて接して見た問題が難しかった場合、普段なら慌てずに解けていた他の問題もあまり解けられなくなったり、思い出せなくなるような状況もこういう場合です。

　この場合には感情と認知機能がお互いに影響を及ぼしているのです。

３．理性と肉体がお互いに干渉し合う場合

　理性的に何かが正しいと感じる時、どういう行動をすれば、自分に最も良い結果を齎もたらすことになるのかと考える時に、つまり、頭で何か良いことに気がついた時、私たちは体が軽くなり、元気が出ます。逆に何かが間違っていると判断された時、否定的な考えが頭の中に入ってくると、やはり体が重たくなり、だるく、無気力に感じます。

　また、体が重たく、疲れてしまうと必要だと思っていたことが懐疑的に感じられ、朝までは良いアイデアだと思っていた決定が逆に否定的に見えなじめるのです。記憶力も同様です。体が軽くなると、記憶力も平均的によくなります。

４．共感覚の問題

　共感覚とは、ひとつの感覚器官に入ってきたシグナルとそのシグナルを感じるところは対応するようになっているのですが、ある人々

にはそれが違う感覚器官に入ってきたシグナルのように感じられる場合もあります。簡単に説明すると、音を聞けば音として感じなければならないのに音と同時に目の前に色が見える場合、味覚を通して味を感じたのに、同時に色を見たと感じる場合等があります。このような経験をする人々は普通２つ以上の感覚を同時に感じることになります。つまり、音楽が音と一緒に色に変化していくように感じ、文章を読む時に匂いが変わるように感じたり、ある人々は何かを触ると触感と同時に味も味わえるということです。想像の中の感じではなく、実際に何かを味わっているのと同じように感じるのです。実際との区別は当然難しいです。

　これらの例で分かることは、感覚器官を通してそれぞれ入ってきたほかのシグナルを脳で解釈処理する際、混線が起こるということです。音で入ってきたシグナルが音と同時に視覚として解釈され、触覚として入ってきたシグナルが味と触感に解釈されるということは、私たちの信号伝達体系がやはりまだまだ足りないところが多いということです。このように共感覚を感じる人々がある研究によると、全体人口の 10％くらいになるという話もあります。可笑しく思われるかもしれないから言わないだけで、意外と珍しくない経験なのです。ひとつの刺激をひとつに解釈し、二つの刺激を二つに解釈すること、正確な入力に正確な出力こそ私たちが社会生活をする時に求められることです。これができなければ、「あの人はぼーっとしている」といわれることになり、社会的競争力を疑われるようになるのです。私たちの脳が思った以上によく混線してしまうことは、エラーが多いという意味でもあります。

5．他の人の感情と身体的状態に私たちが影響されるもの

　憂鬱な人と長く話したことがありますか？必ず、自分がうつ病ではなくても、自分自身の難しくて息苦しい状況について友達と話し合うことは日常的なことです。そして、相手に集中しながら話し合い、一緒にする時間を持ち充分に自分の状況や感情を伝えることで、良くない感情が解消され慰められた気持ちになり、ある程度再び元気になれた気がします。

　しかし、反対側、つまり、良くない状況や感情について共有された側の人は、逆に凹んだり、無気力に感じ始めることもあります。このような場合、会話をすることで、相手の状況を想像していたら、自分の気分が変わってしまったとも言えますが、実際に多くの実験で、会話をしなくてもただ相手と向き合ってるだけで相手の気分と感情がある程度伝染されるらしいです。このような現象を日常的に言うと「共感能力」とも言います。

　「伝染される」という意味は自分が意図せず、そのような感情に巻き込まれようとしなくても、自分の心が相手の感情に少しずつ自然に染まっていくことを意味します。こういうのを進化学では鏡神経のためだと説明します。

　鏡神経とは、頭脳にある神経体系、神経ネットワークのことで、単一細胞のことではありません。この神経体系は感覚器官で体験した他の人の行動を、自分が直接していると感じさせ、他の人の感情に共感し、相手と同じ感情を感じさせる機能のことを言います。

　これもまた進化のステージをひとつずつ経てきてより良い生存活動を維持するために、少しずつ神経組織間の秩序を形成し、ネット

D・私たちは果たして高等生物なのか

ワークを繋げる機能を少しずつ改良・発展させながら、集団生活に必要な機能を高度化してきた結果として見ることができます。

　私たちが外部のある対象を見る時、それは外部にそのまま存在する物質的な具体的なあるものです。しかし、五感（主に私たちの肌次元の深さに感覚器官が存在する）で接するまでには、外部の物体ですが、それが五つの感覚が神経ネットワークを通して接続される瞬間には外部にあるものではなく私たちの内部に存在する電気化学的コードとして存在することになります。まるでカメラで写真を撮る前には外部の空と地面ですがカメラのメモリーの中ではデジタルコードとして存在するのと同様です。

　なので、言語を学ぶ時に、あれは自動車、あれは山、これは鉛筆という風に物質的な対象に該当することを学ぶのは簡単です。同じ対象に対する脳の中の電気化学的コードと名前を一致させることです。そして、あれは自動車だと言う時に、この人が言っている自動車と学ぶ人の自動車はほぼ同じだと見ることができます。

　しかし、悲しみという感情について考えてみると、Aという人が「悲しい感情を感じて悲しい」と表現した時と、Bという人が「悲しい」と感情表現をした時はお互い同じ意味の悲しみでしょうか。私たちは当然、同じ意味だと考えてしまう時がありますが、例えば、別の言語を使う人と話す時で考えてみると、この悲しみ、怒り、憂鬱感、寂しさ等の感情をどうすれば自分が感じてる感情と同じく伝えることができるのでしょうか。

　感情とは具体的な外部の実物がなく、その感情は相手の体の中の電気化学的現象としてのみ存在しているものなので、私たちの五感では、相手の表情は見れるかもしれませんがその人内部の電気的・化学的物質変化現象自体は分かることができません。

結局、感情の伝達とは鏡神経という機能がなければ簡単ではないという結論に至ります。ある人が寂しさという感情を深く感じながら、それを「寂しさ」と言うのであれば、鏡神経を通して別の人はその感情を感じ、それを通して寂しさという感情と言葉を学ぶことになるのです。

　なので、鏡神経がなければ、お互いの意思疎通自体が不可能になり、感情というのは、言語が無かった時に相互意思疎通をするツールだったので、鏡神経ということ自体が哺乳類の脳から発達したと考えられます。このような理由で鏡神経というのは学習のツールでもありますが、コミュニケーションのツールでもあります。このような説明だけで見ると、五感の感知範囲を超えた、先端の高度化された機能と見ることもできますが実際にはまだ完成されてない、不適切な一方的機能と見ることができます。

　このような鏡神経理論や共感能力がどのようなプロセスで行われるかに関する大体の研究はありますが、すべての理屈を明らかにした状況ではありません。大体視覚的な刺激を通して相手の経験を自分の内面の経験に繋げるとも言いますがこのような研究で主に提起される問題である「一定ではない」ということから離れることができません。

　ある人々はより上手く感じて、ある人々は機能がかなり落ちていて、こういう能力が優れている人だとしても場合と状況と、相手が誰かにより結果は差が多く出ます。

　「良い」、「悪い」ということは比較の対象がなければ、成立しないのが当たり前なので、最近多く使うBluetoothスピーカーや、Bluetoothハンズフリー、Bluetoothイヤホン等と比較してみるとBluetoothを知らない原始人にとっては無線で繋がっている二つの機

D・私たちは果たして高等生物なのか

器が、スピリチュアルまたはテレパシーのような現象で繋がっていると見えるかもしれないですが現代人には当然、科学的な理屈で作動しているという論理です。

　しかし、もし、Bluetooth で繋がっている二つの機器が繋がったり、分離される規則がなく、繋がりが継続される一定の時間もなく、繋がった機器がそれぞれのボリュームとネットワークのスピードがばらばらだとすれば、購入したり、継続的に使おうとする消費者の欲求は相当低くなるのが当然です。人間の鏡神経とは一見、高度化された機能のように見えますが、まだ作動方式と繋がる対象を安定的にことロールすることは難しい、そういう発達ステージの作動構造と言えるでしょう。

　もし、私たち人類が高度化され、一貫性を持ち、安定的な、信頼できる、発展可能性のあるシステムだとしたら、ある感情を感じても身体の内部の動きと感覚は一定でなければならなく、理性的な判断力も一定に作用する必要があり、理性的な考えや影響も他の感情や肉体に影響を及ぼさない、ただ肉体は肉体的な必要性により動き、変化し、感情も同じように、すべて独立した形で動かなければなりません。

　そうしながらも、あるひとつの部分の一時的なエネルギーの需要が増大しなければならない活動が求められたら、他の機能的な部分の安定性を損なわない範囲内で肉体的・感情的・理性的なエネルギーの消耗量の合理的な変化を通してエネルギー供給をサポートするように動く最低限の限界がなければなりません。ひとつの機能を最大に作動させる時に、他の機能が麻痺されたり誤った形で機能しないようにする必要があります。

　しかし、現実はどうでしょうか。腹が立って、感情的な影響力が

暴走し始めると、理性が麻痺され、後には後悔してしまうような自害的な好意をすることが多く理性を使いすぎて感情を浪費し、悩むことで、肉体的な内部新陳代謝が萎縮し、慢性病にかかってしまう場合があまりにも多いです。

　人間という存在の身体的、感情的、理性的活動とその構造が出来上がってるように見えて、とても高度化しているように見えますが、私たちがあまりにも自然に慣れてきた現実を詳しく、また新しく発見した宇宙の生命体を研究するような目でアプローチすると、人間という存在が思ったより発達された存在ではないということに気づくことになります。まるで人間になろうとした人形姫のように、人間が理性を持っているだけで、その理性を過度に信じてしまい、私たちが完全な存在、理性的な、合理的な存在だと勘違いしていることが分かります。

　ここまでの様々な例と分析が必要な理由は人間であること、心と精神と肉体の関係であることを一目瞭然に把握することは不可能であるという真実を強調するためでした。

　人間という命の始まりが最初からある完成された設計により作られたのであれば、私たちは時間が経てば、この生命体を貫通する理屈を発見できるようになり、全体的にどう機能するのかを知れば、心と物質の関係、意識と肉体の関係、さらには魂と呼べる霊性の領域までどう動くのか知ることになると思います。

　さらに、心と物資を越えて、霊性と神が実在するのかに対する疑問までも解決できるかもしれませんが、もし具体的に完成された設計図により作られたものではなく、時間の必要により、都度必要な機能を挿入する形で原始生命体から現代まで発達してきたのであれば、時間が過ぎても全てを理性的に把握するということは不可能で

あるという結論に至ります。つまり、私たちの体と心がどう動くのかについては、全ての原因と家庭を把握することは難しく、従って、ひとつ、二つの単一化学や何時間の説得等で正しく機能するようにすることは難しいのが事実です。さらに、正しく機能するのがどういうことなのかについての基準が明確にない状態ではもっと不可能です。

　ただ、ある薬物の投薬経験事例の中では、表面的には正常的に機能しているように見えるのもありますが、壊れたバランスを正さず、時間稼ぎをすることは、後にもっと大きな構造的な問題が発生する恐れがあります。

　人間の構造と心の属性、そしてそれにより問題が発生した時に、単一の方法で解決することは難しいということについて見てみました。このような分析は実際、日常生活の中で心の問題を解決することにあまり、大きく役に立ちません。

　つまり、もっともらしい形而上学的な説明ですが、実際現実で私たちの手に入るツールとして、役に立つ説明ではありません。日常で実際役に立つには理屈で分かる説明だけではなく、ある程度、日常で共有できる範囲の話ではないといけません。そうでなければ、言葉が違ってくる、理解はできるけど、応用はできないことになってしまいます。

　そのためには、人の心とは何なのかと、肉体との関係がどのような形のものであり、どのような過程を通して作られてきたのかに対するより具体的な情報が必要になります。

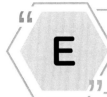

E 人体という実態 － 人体の複雑性

　脳科学的な一解剖学的な結果を他の動物と比べて、動物の進化過程を参考にしながら、心と意識を理解しようとする研究があります。代表的なのが人間の脳には今までの進化の過程を経てきながら作られてきた器官の痕跡が残っているということで、人間の脳には爬虫類の脳、哺乳類の脳、霊長類の脳というそれぞれ違うグループが同時に存在しているという説明です。

　数千万年の進化の過程を経ながら、爬虫類の脳ができることになり、その爬虫類の脳を基に進化し続け、哺乳類になり、爬虫類の脳の上に哺乳類の脳が新しい層としてできることになり、その上に霊長類の脳が、爬虫類と哺乳類の次の進化のステージとして作られることになったという話です。

　つまり、爬虫類の脳がアップグレードされて哺乳類の脳になり、哺乳類の脳がまたアップグレードされて霊長類になったということです。

　この話は「魚類→両生類→爬虫類→哺乳類→人類」に進化してきたという学説に基盤を置いています。

　爬虫類の脳を持っている時には？当然爬虫類の考え方になります。生存のための競争、周りの刺激にすぐ反応する姿勢、危険に対する警告が最も大事な、理性的な考えはなく、自分が一番大事な存在として、生きるのです。上記の説明通り、もしも爬虫類の脳構造

がある程度残っているとしたら私たちの心と行動の一部が爬虫類的な要素を持ったまま機能しているということを説明することに役に立ちます。脳の中に爬虫類の脳構造が残っているということは、爬虫類の生命維持方式がある程度維持されていると見ることができ、爬虫類の意識が一定部分残っているとも見ることができます。

　その後、爬虫類から哺乳類に進化し、また霊長類に進化してきていて、当然その前の代の構造的な基盤を基に進化してきたことなので、この三つの脳は互いに繋がっていて、影響を及ぼします。爬虫類の脳がすべて無くなってから哺乳類の脳ができたことではなく、爬虫類の脳の一部が哺乳類の脳に改善されたと見ることがより良い説明になると思います。

　こう考えると、爬虫類の脳、哺乳類の脳、霊長類の脳は、すべて繋がっていて、お互い影響を及ぼすと説明することもでき、PCで例えると、重要部品を共有し、重要設計とコードをそのまま保存したり、改良する形で少しずつ数百万年の時間をかけて進化してきたのです。

　その過程において、進化の様々なステージと分かれ道において設計上の欠陥ができたり、重要組織を共有する実行的過程で深刻なエラーが発生した種は淘汰され、合理的な種だけが生き残り続けたことを考えると進化の流れの中で現在という時点で後ろを振り向いてみると、成功と言えるかもしれないですが、過去の爬虫類から霊長類という未来に向かって進化していく立場であれば、多くの失敗を仮定するにしても成功を速断できず、その仮定を事前に想像することもできない、難しくて長い過程を経てこなければならないことだったと推測することができます。

　ブラウン管テレビを実際に使ったことがある方々はそんなに多くはないと思います。今は8Kの平面テレビが当然ですが、ブラウン

管テレビ時代の開発者の立場から、今日の電子産業までを開発して
くれと言われたらその過程における難関は想像すらできないものだ
と思います。さらに、進化という概念は1種が終わってから別の種
が始まるというよりは既存の種が変形を経て、新しい種に脱皮する
ように変わっていくため、今日の新製品開発のように新しい枠組み
と概念を先に掴んでから、下部構造の設計から、必要な部品を作っ
ていったわけではないのである意味、既存の構造のアップグレード
と見ることができます。

　トカゲの前足の骨構造と鳥の羽構造、鯨のひれ構造、チンパンジー
と人間の腕の構造はますます変形してきてそれぞれの用途に合わせ
て改善されたもので、トカゲの足の骨構造がなくなり、鳥の羽が新
しく作られたわけではありません。そういう風になってたのであれ
ば、今とは全く違う形の鳥と鯨、人間の姿を見ることができます。
重要な構造とその構造がどう機能するのかは進化を重ねながらも共
有されます。

　もし今も既存のブラウン管のテレビの部品をある程度使って、そ
こに新しい装置を追加し、平面テレビを作るとしたらそれは果たし
て現在のテレビと同じ形だと見ることができるのでしょうか。今の
常識と比べると、少し整ってないというか、奇妙な形と機能になる
かもしれません。

　従って、霊長類の特性を理性ー考えることだと見るのであれば、
私たちが純粋な理性と考えを持つ存在になれない理由が前代の組織
と一緒に運営される脳の構造と機能する方式、つまり、ある種の
Bios（バイオス）をまだ使っているためであり、機能は構造を通し
て形成され具体化されるためです。

　つまり、私たちの心と考えの中には爬虫類と、哺乳類、霊長類の

衝動と生存欲求、人間の理性がすべて混ざって存在する形です。

　それぞれの脳発達状態が機能する役割はこのように説明すること
ができます。

爬虫類の脳

　肉体をコントロールし、調整し、作動する機能、外部刺激にすぐ
に反応するように作られた、言葉通り、生命反応そのものとしての
機能、内蔵が動き、ホルモンの調整が行われ、各種生理機能が自ら
動くようにする機能を担当します。

哺乳類の脳

　爬虫類の脳として機能する生命体から発展し、刺激に対し、瞬時
に行われる単純化された反応ではなく反応を分類し、複雑な状況を
ある程度認識するようになった脳として、様々な単純な刺激を分類
し、それを言語の前の段階である感情として感じさせる機能を備え
ることになります。

霊長類の脳

　最も後から発達した部分として、理性的な領域を担当すること
になります。理性的な領域を担当します。理性的な領域というのは爬
虫類の脳が感じた様々な刺激（**五感という形式を使った**）を哺乳類の
脳で破片化された情報をタイプごとに分類し、感情というより大き
なグループで作り上げたなら、霊長類の脳で、もう一度分析した感
情という情報を総合的に比べ理性と道徳という概念を作ることにな
ります。

これは3階の石塔とも類似している形とみることができます。爬虫類の脳が生命維持機能を担当する活動の上に哺乳類の脳がより拡張された生命維持機能、つまり、周りの同僚生命体と情報を交換し、体験している環境をより広い観点で認識する機能を働かせ、霊長類の脳がより積極的かつ直接的に周りの同僚とコミュニケーションする、様々な情報をまとめたりする、ある意味より積極的で能動的な生命維持活動を担当するという構造です。

　このように分類すると、まだ「私たちの心は3つに分かれていて、体系的」に思うかもしれないです。しかし、「体系的」という言葉は、私たちが理解できない部分があればそれは「努力を通して克服できる」という意味を持つことになります。

　「私たちが理解できない部分は私たちの努力や知識が足りなくて存在する部分であり、しばらく経てば理解できない部分は無くなる」という意味になります。それが本当はそうではないのです。人間の心を理解しようとする努力自体は重要ですがそれが100％可能だと思うのは、無駄な時間の浪費という可能性がかなり高いです。

　これをより簡単に進化論的な観点で説明すると、所期生命体の認知ー意識と機能する構造は枝で編んで作った穴蔵のような形だったと思います。それが現在の人間の意識まで進化したということは数億年間、進化を繰り返し、既存の家を壊し新しく立て直すという形ではなく、穴蔵をそのまま使いながら、部屋をひとつ増やし、2階を作り、家の形を買え、横側にも拡張させ、別の形で部屋を増やす感じで今は、ス来なくとも何千万人が住む巨大な都市の構造を作るのと同様です。一部既存の家は途中で壊された、機能をしなくなった部分もあるとしても、とにかく昔の構造に加える形で拡張されてきたのは事実です。

生活構造を運営するのに必要な電気はどうでしょう。今も開発途上国を行ってみると、計画された電力の供給網のようなことはなく、隣の家に通る電線を繋げて、自分の家に電気を入れたり、またそこに別の家が繋がったりするのを見かけます。

　そのため、たくさんの人々が使用する時間には電灯がちらちらし、不安定で瞬間的に高い電流が流れたり、低い電流が流れたりして、PCのような安定的な電流が必要な電子製品は寿命が急激に短くなったりもします。

　さらに、生きることに欠かせない水、上水道と下水道のようなものはどうでしょうか。これこそ無秩序に立て続けに立てられた、経済水準の低い国の首都の下町や地方農民が急激に増えてきて膨張した地域のように公共インフラ施設の秩序や効率性が無く、基本的な機能もまともに機能しません。

　そういう家の間を歩いて回ったらどうなるのでしょうか。案内してくれる人が無ければ、途中で迷子になってしまうような迷路が出るかもしれないしドアが無い部屋や窓を開けたら他の家の壁が真正面にあるとか、おそらく韓国の70年代くらいの環境に似たような環境かもしれません。

　また、その構造の中でも生活環境においてひどく差が出る部分もあると思います。喚起できる部屋もあれば、風通しが全くできていない廊下もあったり、日差しがよく入ってさらさらな床もあれば、カビがたくさん生えて半分は水に浸っているところもあるような、そういう一貫されてない進化の姿は自然的な進化の立場では、つまり、自然界と慣れてコミュニケーションをする構造ではそれなりに良いかもしれないですが（ゼロから始まってまあまあ安定的な生存という現象を確保した生命体の立場からでは驚きの成果ではありますが）、よ

り良い進化の結果を求める人間の立場では、理解しづらい、非合理の極みだと見ることもできます。ホラー映画に出てくるような、ありえない構造で、その町で生れ育った人も迷子になりやすいそういう巨大な都市だと思います。

　この年をあっちこっち通りながら、経験する過程が、理性と感情の処理過程だと考えると、なぜ理性と感情が一貫してないのかに対する答えが明らかになります。既に人間の感情と理性が処理する回路事態が一貫されていなく爬虫類の神経構造と哺乳類の神経構造、霊長類の神経構造が混ざって当時、周りの環境に適応していくために、都度必要により作られ、進化の目的性が理性の発達という長期計画により、達成しなければならない目標を事前に決めた上で、進化してきたのではなく、進化を繰り返していたら「理性」と呼べるようなものが偶然できた、これが人間の現在地です。そして、そのため、人間の主な属性は非合理性になるのです。

　従って、人間の理性というのは、この時にはこう反応し、あの環境と状況においては違う反応をする等、ひとつの一貫された基準では説明できない多様性が出ることになります。

　これを「人間は総合的に見て、多様な反応ができる存在」と美化して説明できますが、「実際には四方八方に散らかっている意識体系と反応体系を持っていて、時には矛盾する理性と感情反応をするまだ進化し切れてない動物」と考えるのが正しいです。まだ人間の進化は続いているため、人間の現在と未来の可能性は区分して認識しても、大きく失望するようなことではありません。

　地球上の巨大な川や河川が小さな水流で始まり、その水流が大きくなり、海に流れていく本流と小川等に成長した姿を見ると、その時、

E・人体という実態 − 人体の複雑性

その時、周りの変化に合わせ成長してきたことは、複雑ながらも合理性を持っているものですが、人間を中心に考えると何らかの存在意義もない、生存のための特異性を見せているのと同様です。

このように自然界で表れる現象、都市と村落の形成分布や大きい川と小さい川が自然に発生するようなことを「創発（emergence）」と表現し、自然的は変化に適応する最も効率的な方式と説明する場合もあります。

これを私たちが志向し、考える効率性の限界を超えるより大きな存在系である宇宙的要求に適合性を合わせた、より大きな合理性と説明しますがこれ自体が不合理性と曖昧さを包容する自然界全体のための作動方式ではありますが、人間という理性を持っている存在が現在よりも超越的かつ理性的な存在になっていきながらも、ずっと持っていかなければならない部分ではないと考えられます。

つまり、こういう創発の構造は理性を持つ人間という存在だけのためではなく、より低い物理現象、より低い植物の生態系、より低い草食性体系など、理性ではなく生存だけを目的として活動し、存在する人間よりも低い、下位の生態系の要求をすべて包容しようとするものです。

これを人間に適応してみると、人間は理性を持っていて、動物とは異なる進化した存在ではありますが、他の植物と動物を食べなければ生存することが難しいという点で、変わりはありません。人間が完全に進化された存在であれば、有機体を摂取することよりもう少し異なるエネルギー、例えば、電気エネルギーや水素エネルギーなどの自然エネルギーや自然エネルギーを変更したあるエネルギーをすぐに利用して生命の源泉とすることも可能だと思います。

しかし、食事時間になれば、どれだけ礼儀を持って、道具を利用するにしても、食べるという根本的な行為の本質自体は草原のハイエナの群れと大きく違わないです。この話は人間の体の中でもすごく低い微生物の段階から肉食動物、また、とても理性的なコンピューターのような存在が同時に共存するということです。まだ、創発という過程から完全に超越できていなく、進化過程の中の様々な前の段階が捨て切れてないまま、リサイクルしていることが真実です。

　従って、私という人間の意識が物質的な構造に基づく精神的な現象という、こういう事実が、私たちが自ら私たちの心と神経の構造を理解することが難しい（**実際、私自信はこれは不可能なことだと思うのですが**）理由です。そして、こういうのが、また、ひとつ、ふたつの化学薬品で理性と感情というのを副作用なく、調整することが不可能な理由です。

　もし、副作用なく、人体のすべての理性と完成を調整するためには、

1．問題となる理性と感情が作動する構造の正確な範囲と、関連細胞単位の組織まで、そして、その中で相互作用する電気化学的ネットワークをリアルタイムで反映した完全な説明書がなければならないのですが、これはそれぞれの個人の神経活性構造が異なるため、個人の性格と体系、性別、食餌と生活習慣による変異に対する知識がそれぞれの固体ごとに整理されていなければならなく、

2．それぞれの作用を安定的にリアルタイムで介入して、コントロールできる、正確な薬物の種類とリアルタイムのフィード

バックによる薬物容量の変化、そして正確な位置に正確な薬
物量が配達されるようにする技術と

3. そのようなすべての構造と活動が全体の人体という枠の中で
内部活性度の変化により異なることもあり（例：筋肉運動が
あったり、感情変化があったりする等）外部環境の変化によ
り異なってくる（例：昼と夜、月の引力の違い、太陽風、季
節の変化、社会的な要因、人間関係など）すべての変化の過
程を現代の大規模の化学プラントのようにリアルタイムで監
視が可能でなければなりません。

　従って、現代の精神医学的な薬品治療の現実を見てみると、繊細
さや正確さとは程遠い、まるで原始人が投げ槍でスーパーコンピュー
ターを刺したり、叩いたりしながら、直そうとしてるようなことです。
　もし、ある物質が一日に人体に必要な量が５ミリグラムだとし
たら、体内で生産される５ミリグラムも時間による生産量の変化が
あり、体内吸収率も状況に応じて、毎時間少しずつ異なってきます。
しかし、その５ミリグラムを一気に人体に入れて必要な量を全部供
給してあげたと思うことは、子供に一日３食を一気にあげて、「自
分たちで上手く食べれるだろう」と思うような、相当楽観的な考え
に当たります。
　つまり、現実の化学的な薬物治療は生命反応をお染めたり、一部
分を故障させたりする程度しかできていないのです。

　それではどれくらいが満足できる程度でしょうか。
　それは両方向に作用できる程度の情報量ではないかと思います。

外部刺激が神経系に伝わる詳しい方式と刺激に対抗して、行われる
理性や感情の電気化学的説明書は当たり前になければならないもの
で、逆設計を通して理性と感情を作れるくらいの知識が必要だと思
います。

　車やテレビ、PC などを例であげてみると、すべて人間が作った
ことであり、正確な設計図もあっても、修理が上手くできない場合
も多いです。相対的にそれに比べて私たちが持っている人間の神経
系の中で作動する理性と感情に対する情報はどれくらいになります
でしょうか。

　現代において私たちがやっている治療行為がどれくらいの情報量
を基に行われる好意なのかに関する自己反省的な認識があってから
こそ、自分自身の長期的な健康を守っていけます。

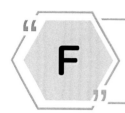

心の3原色「精、気、神」

「精、気、神」という単語を耳にしたことがありますでしょうか。「精、気、神」とは東洋で伝統的に使ってきた用語として伝統漢方医学の根幹となる、理論の基本用語でもあり、古代から伝わってくる瞑想的伝統である道教の核心用語でもあります。

その歴史が長いのもあり、様々な説明が存在し、また、東洋学的な特性上、単語ひとつが文脈の状況により、様々な意味を持つ、二重の性格を持っています。簡単に説明すると人間という現実的な存在（**肉体と意識を持つ**）のスペクトルを分けることだと言えます。日差しは、パッと見た瞬間はひとつですが、スペクトルを分けることになれば、紫外線から赤外線まで様々な色を持つ複合体ということが分かるのと同じです。

生きている人を構成する複合的な3つの重要要素を表すことで、人間を物質から純粋に形而上学的に覚醒した理性まで分解してスペクトルの列を並ばせるなら、3等分して物質的な部分に該当するものを「精」、純粋な精神の方を「神」、そしてその二つの間の真ん中を「気」と説明することができます。

つまり、物質と精神を直接表すより、もう少し根源的な、エネルギーの側面の活動状態を説明するものです。氷と水と水蒸気がそれぞれ物質を表すこともありますがそれぞれの物質のエネルギー状態を意味するのと一緒です。

もし爬虫類の脳、哺乳類の脳、霊長類の脳を例としてあげてみるなら、それぞれの脳と神経細胞の構造物が活動をすることになれば、光と一緒にエネルギーが発生することになります。しかし、それぞれの構造が異なるため、活動の産物であるエネルギーが異なるかもしれないと考えてみることができるでしょう。（**それぞれの構造が異なるという言葉はこの三つの活動が構造的に厳しく分かれているという意味よりは、自律神経系、中枢神経系、大脳、小脳などの部位が活動し、参加するグループの分布がそれぞれ異なるかもしれないという意味です**）。

　もう少し簡単に説明すると同じ光を発する道具ですが、白熱灯のフィラメントが放つ光はその固有の色と熱気があり、蛍光灯の粒子が放つ光、LEDの少子が放つ光はそれぞれ区別されます。

　まるで、建設装備の騒音と精密工作機械の騒音、コンピューターの騒音がそれぞれ異なるように、それぞれの活動から発散されるエネルギーは異なる、つまり、区別点があり、それをそれぞれ「精、気、神」で説明することができます。（**完全に一緒ではありません。深く入るとすごく複雑になるので、「対応できる」くらいで理解していただければ大丈夫です**。）。

　同じく、爬虫類の脳が活動する時に放つ光とエネルギーと哺乳類の脳が活動する時の光と根寝るぎー、霊長類の脳が活動する時の光とエネルギーはそれぞれ似ているようで違う側面があるという話です。つまり、爬虫類の脳、私たちの身体を調整する昨日が旺盛に活動する時に出るエネルギーが「精」、哺乳類の脳、感情を感じて爬虫類の脳と霊長類の脳の間で干渉現象と調整現象を担当する機能が旺盛な時に出るエネルギーを「気」、霊長類の脳特有の活動から出るエネルギー反応を「神」と言えます。

この「精、気、神」は生きている、命のあるものから観察されることで、命が無くなれば、無くなるエネルギー反応と見ることができます。この「精、気、神」のエネルギー活性度との相互関係を図で表してみると、ピラミッド構造に例えることができますが、ピラミッドを下から上まで３等分するなら、一番下のピラミッドを積み上げるところが「精」、真ん中のところが「気」、ピラミッドの頂上のところが「神」になります。

　なぜ、こういう構造なのかと言いますと、最も継続的で多様な活動をしていて、他のエネルギー活動の基本になるのが「精」であり、「精」がある程度活動することになってから、その上に形成されるのがピラミッドの真ん中の部分である「気」、「精」と「気」がある程度発達された頃、その基盤の上にできるのが「神」であるためです。

図1	私たちの意識構造

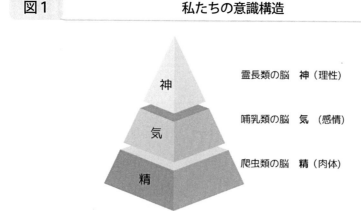

神　　霊長類の脳　神（理性）

気　　哺乳類の脳　気（感情）

精　　爬虫類の脳　精（肉体）

　＜図１＞で表すことができますが実際にはこういう形になると思います。

図2　「精、気、神」の一定部分の境界線を共有する形

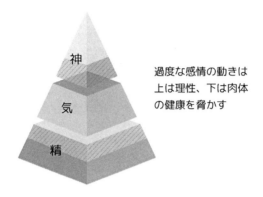

過度な感情の動きは
上は理性、下は肉体
の健康を脅かす

　これはまた別の形で解釈されることもありますが、私たちが食べて寝て繰り返す身体代謝の結果物が「精」で、その「精」で、その「精」が高度化され、一回精製されて発展されたシステムから出るエネルギーが「気」、その「精」から「気」に流れるエネルギーの変換と発展過程の高度化の頂点にあるのが「神」と見ることができます。

　人間という存在の進化論的な発達ステージとも比較してみると、すべての生き物が最初は肉体活動と環境適応力が中心となり、感情的な活動や意識的な活動はほぼないか、微々たる程度ですが徐々に進化し続けながら少しずつ感情的な神経活動の結果、感情画ねグリーが増大し、理性的な構造の活動が増加しながら理性のエネルギー活動が増加することになります。興味深いことにこれは食物連鎖ピラミッドとも類似するイメージになります。食物連鎖ピラミッドは捕食者と被食者の関係と数字を表すことでもありますが、エネルギーの流れを表すことでもあります。

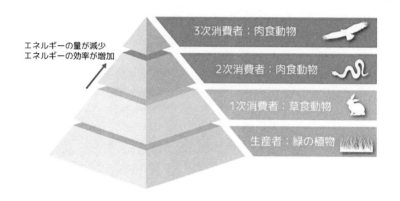

| 図3 | 食物連鎖ピラミッド |

3次消費者：肉食動物

2次消費者：肉食動物

1次消費者：草食動物

生産者：緑の植物

エネルギーの量が減少
エネルギーの効率が増加

　また、安定的な構造になるためには下から上まで適切な割合が重要ということが分かります。そして、それぞれの層は互いに深く影響を即時に及ぼしますが、その影響を互いに交わす中枢となることがまさに中間層になります。これは人間の「精、気、神」の概念においても、「気」と「精」と「神」が互いにどのように影響を交わすエネルギー交流と調整のセンターとなります。

　このような相互関係が実際の生活においてどのように表れるかと言いますと、もし何かをしようと思っても頭の仲ではそう思っていて、心の中では全く動きがなければ、体を実際に動かすことは難しいという意味で、頭では様々な考えをするにしても、心が全く動じないこと、それを「うつ病」と呼びます。

　感情、心の中の動き、心がけ、胸の中の熱い情熱などを何と呼ぶにしても、心が動じなければ、「精」、と「神」、肉体と精神は互いに影響を与えることができず、現実味のなる過去や無駄な想像の中に溺れて生きることになるのです。

　その他の神経精神科的な疾病の一次的な原因はすべてこの「気」

というエネルギー層、哺乳類の脳の問題から始まることで、不安という感情が感情が起こることになると、身体的には筋緊張と萎縮、内臓機能の低下、心拍数の増加による動悸が現れるようになり、感情の上位である理性の活動の霊長類の脳にも問題が生じますが、これが「神」の萎縮―理性的活動の低下などで現れることになります。

　誰もが不安になれば、認知機能が低下し、強迫が現れやすく、考える思考の幅が狭くなり、より近視眼的な心の３原色「精、気、神」の人になります。

　また、不安を説明したい欲求のため、頭の中に入ってくる考えのうちひとつに取り付かれて不安の原因と認識しがちですが、これは大体間違っている場合が多いです。理性が不安という中間層のエネルギー代謝を消化するために、それっぽい理由を作り上げていることに過ぎないです。

　「精、気、神」のエネルギーピラミッドでそれぞれの層は相互影響を及ぼしますが、真ん中にある「気」が下の段階の「精」と上の階の「神」に直接てきな影響を行事します。

　「精」が弱まって、「気」が弱くなり、その後に「神」にまで影響を及ぼすことになるには、順次敵な段階とその分の時間がかかります。体が少しずつ疲れてきても感情が少し硬くなり、柔軟性も落ちますが、認知自体が急激に低下されることはないです。しかし、「気」に問題ができると、不安や怒りなどの否定的な感情ができるとすぐ下の層である肉体が影響を受け、上の層である「神」が影響され、目の前が暗くなり、耳がキーンとなり、考えがなくなってボーっとなるようなドラマチックな反応が発生することになるのです。

　現在はこの「精」が直接的に脅威を受ける時代ではなく、まだ「神」

が大量に過度に消耗される時代が今から始まる時期なので、やはり、「気‐感情」の消耗が重要な問題となります。

　感情というのはその文字通り、感情、つまり、形而上学的に単独で存在する単一のある無形のものと考える人々が多いですが、感情というのも結局五感のひとつの部分と一緒です。

　五感とは身体の五つの感覚のことを言うことで、聞いて、見て、味わって、触って、匂いを嗅ぐなどの行為をしている時の感じを形而上学的と考える人はいないです。それは言葉通り、神経が作用する物質的な減少と考えるのですが、感情も一緒で、やはり、神経が作用し、反応することに過ぎなく違いは、一次的で、物質的な刺激、単純な刺激に頼るよりは五感に入ってきた刺激を総合し分析した結果の一種である雰囲気に反応して現れた五感の上位作用に過ぎないのです。

　例えば、五感がひとつの神経が反応したことであれば、感情は様々な神経のネットワークが反応したより立体的で広い感じに過ぎないです。五感が神経刺激の伝達であるなら、感情は五感を通して伝わったシグナルに反応し、中枢神経系の細胞たちが行うカードセクション公演のようなものだと見ることができると思います。

　光の３原色である青、赤、緑色が重なって、様々な色を表現しているように、様々な感覚が伝えてきた情報たちは自分自身に有利な状況なのか不利な状況なのかを含蓄的に表現したものと言えます。

　こういう「精、気、神」の概念を構成する体系の中で欠かせないのが、「丹田」ということです。丹田とは人体の中にあるエネルギー反応点、エネルギーセンター、エネルギー反応が現れるところなど様々な言葉で説明することができ、または瞑想系で世界的な瞑想場

所を説明する時に言う、ボルテックス（Vortex）のようなものが人体の中にあるのを言います。ボルテックスとは一種の名堂のようなところで、有名なところとしてはアメリカのセドナがあります。

　昔の人々が引き続き観察してきた結果、人体の様々な機能が変化する時にそのような変化に対応しある種の変化と反応が繰り返され同じく現れる部位があり、その中でも特別に人体の中の総合的なエネルギー代謝に敏感な部位を「丹田」と呼ぶことになります。

　「丹田」には上・中・下があり、下丹田、中丹田、上丹田と呼ぶのが一般的です。

　下丹田はへその少し下の部位のことで、中丹田は両側の乳頭の中央胸骨線、上丹田は額の真ん中を指すことが多いです。これがなぜこういう部位になったのかについては、誰も知らず、長い間、人体の変化を観察した結果、考えが過剰になる時に上丹田の部位が不便な感じがし、また、他の人より考えが多い人、他の人より頭の回転が速い人が額の真ん中のところが、他の人よりも活性化されているということが分かってきただけです。

　逆に身体活動が最適化されていて余裕のある時、心が落ち着いてるような感じがすれば、下腹の特定部位がしっかりしている、満たされている感じがし、周りの状況について感覚的に起きていて、情緒的な機能が活発な時、感情が激しい時、感情が消耗されていて枯渇された時にもやはり、胸の特定の部位において反応があるということを気づくことになっただけです。この上丹田、中丹田、下丹田を、もうひとつ例えてみると、上丹田は霊長類の脳の活動を代表し、中丹田は哺乳類の脳、下丹田は爬虫類の脳の活動を反映するとも言えます。

結局、人間の意識は様々な段階の意識がピラミッドの形の堆積層のように発達段階を経て積み重なっていて、「下丹田、中丹田、上丹田の部位がそれぞれの意識層の活発な程度が肉体的に現れる出入端末機である」と言ってみることもできるでしょう。

　あえて、それぞれの丹田の部位に反映される、活性度が現れると言わず、「端末機」と表現した理由は、生命活動の変化が現れることもありますが、その部位を適切に刺激すれば、逆に隠れている活動を刺激して活性反応を引き出すこともできる手段としての役割をします。

　上、中、下丹田とは、そのものとして人体のそれぞれの部位で反応が現れ、活動しますが、指を触るとそれに該当する脳の部位が活性化されるように、上丹田、中丹田、下丹田がそれぞれ活性化されることにより対応し、反応する脳の範囲が異なるということを理解することができます。

　したがって、丹田とは脳を含む中枢神経系、自律神経系が互いに相互作用して作られる現象としてやはりオーロラのような性質を持っているとみることができます。オーローラは揺れる光のカーテンのように見えますが、実際には太陽風と地球磁場、大気層が反応して起きるように、実態は波ではないが、波のように見えるもので、丹田もそのような現象であり、これは結局は神経系が反応して起きるため、様々な意識と意識、「精、気、神」のシグナルが相互作用して現れるものです。

　私たちが神経精神科の疾患、つまり、うつ病、不眠症、不安障害などの不便さを苦痛に感じるということは、どのような理由であれ、肉体と精神に問題ができたということをいっていてもっと詳しく見てみると、肉体を構成する様々な構成要素と、その要素を統合して

調整し、より高い上位概念で結んでいく様々な神経、つまり、末梢神経、中枢神経、大脳などの不和、誤作動、部分的な作動不良、系通作動不良など現在の概念で予測できる部分以外にも他の問題点があるかもしれないという事実を推定することができます。

　そして、この本で、そういう問題点自体が予測することも難しく、把握することはさらに難しく、一目瞭然に説明することもできず、それに相応しい修正策を立てることは考えられず、修正案をタイムリーに該当範囲に適応させる方法は想像もできないそういう範囲に該当するということを説明しました。従って、前章で述べたように西洋医学では主に鎮痛剤概念の薬物を投与し、該当部位の作動を中止させる治療をするのです。

　まるで、複数の歯車で構成されている巨大なエンジンが付いた複数の機械が作動する時、振動と騒音が発生すると部品の磨耗度や組み立て不均衡を楷書し、力学的、材料工学的不合理を楷書させて振動と騒音を減らし、機械自体の使い道を向上させるのではなく、エンジンを切ったり、稼働率を下げることで振動・騒音対策を立てるようなことです。振動と騒音は減るかもしれないですが、この複雑な機械そのものの目的、生産性は、重要なことではなくなり、機械自体の生産性が落ちてしまうということは誰でも見当がつきます。

　従って「精、気、神」と「上・中・下丹田」の概念が画期的で、重要な理由は、意識というのを曖昧な魂や心などの曖昧で不確かな概念で把握するのではなく、実態として意識を様々な層により細分化されたグループに分けて、それぞれに該当する部位の活性化程度を把握し、それに該当する対応方法を適用してみることができる基準を設けてくれたという点で大きな意味があります。

ただし、この方法も同じく、特定部位、特定神経環のどの部位の問題なのかまで把握することは難しいという点は一緒です。しかし、意識というのが単一なものではなく、立体的な構造になっていて、精神的な問題の構成原理もある程度理解し、どの層で主な問題が発生するのかを分類することができるのであれば、その部位の全体的な活性度を上げ、効率的な活動を継続的に可能にするなら、健全性が全体に広がり、問題のある部位が安定的に全体システムに同調されるようにすることで、不健全性を克服させることができるという点では、それなりに確かな強みだと言えます。

　結局、精神的な問題は肉体の問題という事実を明らかに認識する必要があります。

精神科医師はあなたに関心がない

－ 心の力を育てる瞑想と漢方医学 －

_____

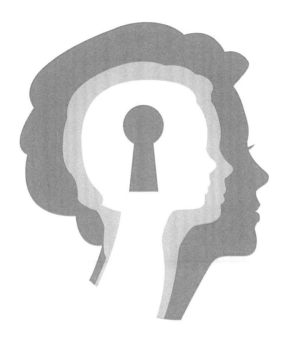

Part 03

より良い
精神のための出発

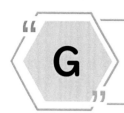

G 実際の生活においての「精、気、神」

　それではこういう「精、気、神」という要素を活用し、神経精神科的な不便さから離れようとする努力はなかったのでしょうか。当然あります。ただ、「精、気、神」という概念を認知できずにいるだけですが、実際にすべての努力は、こういう「精、気、神」の範囲から離れません。

1.「精」を回復しようとする努力

　神経精神科疾患に苦しむ患者さんが来院されると、以前よく耳にした話があります。大体、一緒に来られた配偶者の方々がする話ですが、旦那さんや奥さん、両親の場合もありました。（**実はここに並べた順に多いです**）。患者さん本人と様々な相談をしていると、必ず保護者が伝える内容の順序があります。

　一番目は「私がこの人に運動すればよくなると言ってきたのですが、運動もせずにずっとこういう風に過ごしてるんです！」という言葉です。この言葉はほぼ毎回欠かさず聞いています。

　更年期のうつ病に対しても、青少年のうつ病に対しても、いつも周りの保護者たちは言います。運動をしなさいと。

　ある意味正しい部分もあります。私たちが運動すれば、筋肉が活

発に動き筋肉を動かせるための中枢神経系の様々な作用が活発になります。姿勢制御領域、筋肉調整能力、それに合わせた内臓神経活性能力など筋肉運動とそれをサポートする神経活動、さらに内臓活動。こういうのが私たちが運動をする時に起きる私たちの内部の姿です。

運動をしてから、清らかな空気を吸いながら涼しく汗を流すと、複雑だった頭の中がすっきりし、息苦しかったり、憂鬱だった感情が整理されて再び勇気が出ます。運動がまさに「精」の領域、爬虫類の脳、生命現象を調整する脳の活動を強制的に稼動させる方法です。

ピラミッドの下部構造を動かして、強化させてそれによる変化が上部構造に伝わるようにする方式です。

二番目は「たくさん食べてと言ったのですが無理やりでも食べた方がいいのに、言うことをあまり聞かないです。」という言葉です。

この言葉も正しいです。私たちが無気力で、落ち着かない時、栄養価のある食べ物を食べたり、それとも美味しい食べ物を食べると、落ち込んでいた気持ちが上がることもあれば、不安定だった気持ちが落ち着くこともあり、頭がすっきりすることもあります。この方法もピラミッドの下部構造である「精」のエネルギーを満たして、充電して、やはり「気」と「神」で順番に活性度が伝わるようにする方式です。

それでは、こういう努力はどうやって良い結果に繋がるのでしょうか。誰にでも通じる方法なのでしょうか。

うつ病や不安障害、不眠症などで苦しんでいる人々が、運動してから美味しいものを食べれば回復できるのでしょうか。残念ながら、

こういう方法はうつ病や不安障害、不眠症の患者の方々には上手く通用しません。もし、こういう方法を使って問題が解けて解決になるのであれば、そういう方々は、そもそも気分が少し悪いくらいに過ぎなく、疾患とは言えない、感情の調整が少し難しい、そういう軽い状態だと言えます。

とにかく、「精」を回復しようとする努力の代表的なのが運動と食べ物だといえます。

2. 「気」を回復しようとする努力

これは哺乳類の脳、感情的な機能に作用する方法です。人々が自分も知らない間にやっていることの中で最もありふれた普遍的な活動です。

親しい人々に会って色々愚痴を言ったり、映画や演劇、その他の芸術活動を鑑賞し、スポーツ試合を見て、旅行、恋愛、他の人との交流、自然との交感など私たちの周りを見てみると、こういう活動を少なくも多くもしています。こういう活動がなければ、私たちが精神的も肉体的にも健康に生きられることを知っています。

なので、やはり、神経精神科の患者さんたちにはこういう側面からのアドバイスが多いはずです。

「少しは出かけて人と交流した方がいい。」
「旅行に行ってみるのはどう？」
「映画やドラマでも見て楽しく過ごして。」

また、他にもあります。
「恋愛をしてみたら？」

など、健康な人ならこういう言葉を言われた時に興味を感じるような内容で、効果がありますが実際に疾病で苦しんでいる方々はそういう余力（**精神的エネルギー**）もないですが、試して見ても明確な効果もなく、患者の方々がもっと疲れる場合も多いです。

3.「神」を回復しようとする努力

これもかなりよく見られることで、有名なことでもあり、印象的でもあります。一言でまとめると「努力」です。以下のようなアドバイスが来ることが多いです。

「しっかりしなさい！」

「心を強くしなさい！」

「精神的に弱まっている。」

「あなたの心と身体はあなたの考え次第だ！」

「あなたが心を強くしたら、何でもできる！」

そして、韓国の既成世代にはとても有名な言葉である「できなければできるようにしなさい！」もここに含まれます。

「できなければできるようにしなさい！」が古い世代のスローガンなら、今の時代のスローガンになっているのは、たくさんの自己啓発本です。その大多数が「頑張れば結果は変えられる！」という内容です、もちろんほとんど効果はありません。自己啓発本が一般人にも効果がない理由がありますが、とにかく、こういう意志、考えの転換、発想の転換、こういうのを押し付けるのは患者の方々にはほとんど効果がありません。

109

こういう「精、気、神」を回復しようとする努力を日常的な単語にしてみると、「肉体と感情と考え」に作用する方式です。一般的な状況においてはすごく効果的で、私たちの生きる社会と人類の文明を維持してきた強力な手段でもあります。しかし、なぜ患者さんたちには効果がないのでしょうか。

　前の説明で、人間は進化してきた動物ということを説明しました。爬虫類から哺乳類に、そして霊長類まで進化してきたということは進化の過程をあまりにも単純に説明した側面はありますが、とにかく、単細胞生物から高等霊長類まで進化してきた流れがあるということは事実です。

　しかし、現在の人類の命、それぞれの身体の中にもそういう流れが活きています。「精、気、神」のピラミッドで、エネルギーの流れという説明をしましたが、人間は食べ物を食べて、肉体のエネルギーがある程度作られると、その次に「感情」という段階にエネルギーが少しずつ流れていくようになります。それで、感情に余裕ができるようになれば、今度は『考え』の段階にエネルギーが流れるようになっています。

　ただし、エネルギーが次の段階に流れていく時には、肉体という力が感情エネルギーに少し性質が変わることになり、感情エネルギーが思考に流れ込み、思考の底力になる時にもその分の変換過程が発生することになります。つまり、思考というのは情緒的エネルギーの底力の上にあり、情緒と感情は肉体というエネルギーの底力の上に成り立つことになります。もう少し簡単に言うと、思考は感情のエネルギーを基盤とし、感情は肉体のエネルギーを基盤とするということです。

ここまでの説明を読むと誰もが思い出すことがあるでしょう。

　それは、「知、徳、体」です。もう少しお年寄りの世代の方が、小さい頃から学校で耳にしたことがある概念だと思います。

　知恵と道徳、体力を育てる教育を受ければ完全なる人となる、他人のことまで考えられる人徳と健康な身体を持つ人になれるという教育論です。

　こういう「知、徳、体」の理論の基にも人間意識のピラミッド構造論が基となっています。

　精神的、肉体的に健康な人は、「精、気、神」のピラミッド構造という枠から離れない人です。

　ピラミッドの上層部である「神」という理性と思考のエネルギーをどれだけ多く使っても、肉体的・情緒的エネルギーの下部構造である「気」と「精」のエネルギーを枯渇させない範囲で使えば、自ら思考をコントロールしたり、抑制することができ、現実感覚を忘れられないようにすることができます。

　もし、肉体的に無理をして「精」のエネルギーが枯渇され始めたら、その時から自然にイラつきや、胸苦しさ、不安感という感情が芽生え、その後には少し休みたいという風に考えることになります。

　なので、常に一定のバランスを自ら維持することができるように、肉体的な感覚と情緒的感応、理性的な思考などの能力が互いをサポートしてあげて、枠から離れようとする動きを互いに抑制してくれる、そういう相互間の協力と牽制というシステムが上手く作動する人が健康な人です。

　そして、そういう人こそが人間の未来と見ることができる、進化の次の段階、つまり、「理性」という枠を超えて、別の次元のもの、一部の人はそれを「霊性」と呼び、ある人々は現在の人間の限界を

超えるという意味で「超越性」と呼ぶ段階に徐々に移っていけるような準備が整ったと見ることができます。

　人々はこういう個体的なエネルギーの段階的発達、つまり、肉体がある程度活性化されたら感情が芽生えはじめ、感情がある程度活性化されたら、理性が強化されはじめるということを社会的な観点でみると、現在、全世界で進んでいる経済開発の段階的属性と似ているところが多いということが分かります。

　最初はすごく低い状態の低開発国家では基本的な衣食住の解決が至急な状況ですが、衣食住が完全に満たされなくてもある程度だけ解決されたら、文化的欲求とコミュニケーションの欲求が生まれ始めます。

　社会的現象とは、個人という存在の集団意識の発言のため、結局私たち個人の内部で起きるエネルギー変化と変換、漸進的進化という現象が個人たちの集合体である社会でも現れることになります。こういう変化は今の先進国が産業革命を達成してから、国民の所得増加と経済開発という線で始まる時から現れ、未開発国が中進国になろうとする時、中進国が先進国になろうとする時にすべて共通的に現れる現象です。

　もし、こういう自然な発展段階を踏むことが難しいのであれば、その社会の経済発展と文化、意識の発展は止まることになります。経済と生産というシステムの発展はピラミッドの下の段階だけが大きくなるといっても無限に成長することはできません。理性的活動に該当するエネルギーの活動が大きくなってからこそ、ようやくより大きい規模の肉体的活動をカバーし、調律することが可能になります。ピラミッドは下と上の相互依存的効率性の構造であるためです。

正常的な命、つまり、健康な人の場合、「知、徳、体」であれ、「精、気、神」であれ、その部分を活性化させる努力をすることになれば、まずはその部位が活性化されてから、それぞれ違う領域へと波及効果が広がることになります。運動をすれば体がすっきりするし不安だった気持ちが落ち着いて勇気が出て、感情的に単純になり、頭がすっきりするのが代表的な効果です。

　もし、憂鬱で感情的に疲れて何も思い出せず、体も重たい時に親しい友達から慰めてもらうと体も軽くなるし、頭もすっきりします。世界を見る態度もより前向きに変わったりします。また、否定的で悲観的な思考に囚われていた時に、「あ！」と、問題を解決できる糸口となる発想の転換が閃いたり、良いアイデアが思い浮かんだら、再び希望と勇気が溢れ、体にも力が付いたりします。

　健康な人間とは肉体と感情と精神がすべて活発な人で、外部から与えられる様々な肉体的、精神的に有害な刺激からも自分を守り、肉体的であれ、精神的であれ、傷ついた部分が自ら回復する、人間という主体が充分に意識しなくても自ら起き上がる回復力を持つ人こそ、神経精神科疾患と程遠い人だと言えます。

　生命体内で自由なエネルギーの転換が起きる人が健康な人であれば、神経精神科の患者の方々の場合には、まず、どれだけ良い内容の本を読んでも、頭の中に前向きな思考ができず、さらに、善循環の結果である感情と体力の変化は期待できません。

　うつ病の症状がひどい人は、親しい友達に会っても、面白いドラマや美しい景色を鑑賞しても、あまり情緒的な反応が起きません。まるで、濡れた薪にマッチで火をつけようと努力しているように、心の火をつけようとする努力、そのものがあまり残ってないエネルギーをすべて使い果たして、もっと落ち込むようにさせます。

G・実際の生活においての「精、気、神」

既に「精、気、神」それぞれのエネルギーが使い果てていて、そ
れぞれのエネルギーを相互補完させてくれるつながりも切れている
状況です。こういう場合には、もう少し詳しく直接的な活性化方式
が必要です。

　こういう神経精神科の患者の方々の大体の原因は、長期的であれ、
短期的であれ、神経系の過多な活動による疲労の累積と弱化です。
よくある運動後の肉体的な疲労も外部的には物理的な刺激によるも
のに見えますが、実際には拾う物質の過多が原因です。

　精神的な不安定、疲労、緊張、誤作動などは外部から見ると、形
而上学的な、実態のない心のようなものだと考えられますが、実際
にはこれも神経細胞の機能低下、神経細胞の活動の不安定さなどなので、
精神的活動も、ある意味徹底的に物質的な減少と言えるでしょう。

　ただし、精神的な活動が非物質的に見えるのは、肉体的活動自体
が徹底的にその部位別の視覚的活動の結果として認知しやすい反面、
精神的な活動とは、様々な細胞単位が動く部分がより上位の概念で
現れるということです。様々な細胞が動くことが目に見えないため
です。

　手足をこまめに動かして音楽に合わせたら、筋肉の活動が美しさ
や悲しみ、驚きなど様々な雰囲気のバレエの舞いとして現れ、認知
されるのかのように、様々な神経差異簿がこういうグループで動く
のかああいうグループで動くのかにより感情的か精神的なより包括
的な感じに現れるのが異なるだけです。

　従って、大体の神経精神科疾患は神経系を構成している中枢神経
系と自律神経系の細胞の疲労や損傷による誤作動と見ることができ
ますが、これは筋肉に疲労と損傷があれば、思うように動かず、痙
攣が起きることのように、神経系に異常があれば不便な感じと感情

が起きることは筋骨格系の疾患と比較した時に、原因は似ていて症状は異なる形式で現れるのと一緒です。

　神経系を分けると、中枢神経系と自律神経系に分けられますが、これは人間が区別しやすくするためにこういう分類にしたもので、実際にはひとつの神経体系としてみることができます。人を頭と胴体・手足に分類しても、実際にはその区切りで見ることは難しいように、また、植物も幹と葉・根で分けても、実際にはこういう区切りで見ることは難しいように、これは便宜上の区分であり、それぞれの構成要素が個別で存在できない、独立ではないものであり、これは植物という全体の一部であることと同じです。

　こういう神経系が活性化されていて、地球力があり、外部から来る損傷から早く回復できるのであれば、精神的に健康であると言うことができます。これは、つまり、「知、徳、体」、「精、気、神」において、「体」と「精」が発達すれば、精神的な力量、つまり、「徳」と「知」、「気」と「神」に大きく役に立つということを教えてくれます。

　実際に大多数の神経精神科患者の方々は特に、病暦長い方々のほど、身体的な健康状態がよくないです。そのため、感情的・身体的健康状態がよくないです。従って、感情的・身体的な不均衡とは、すべての神経系の問題なのか、その他の肉体臓器と組織の問題なのかのことであり、形而上学・形而下学的な問題ではないのです。

　神経精神科疾患の大多数の原因は一般的な用語で言うと「神経衰弱」です。ただし、一般的な疲労と異なる点は一般的な神経衰弱よりはもう少し「組織化された」、「もう少し立体的に疲労が累積された」、そういう「神経衰弱」なだけです。前で説明した「精、気、

G・実際の生活においての「精、気、神」

神」を補完する方法だけでは、健康な連鎖反応が起きないのが特徴
です。

　それでは、どうすればこういう状況から脱皮することができるの
でしょうか。

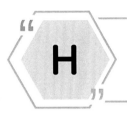

健康な精神疾患治療と予防のための必須要素：心の力

　健康な精神を作って維持する方法は、体力をつけ、良い情緒を楽しんで、世界で経験していく様々な経験と情報を正確に分析する知恵を育てることです。

　しかし、このような努力をしていても、体と心の中で前向きな変化が拡散されず、いつのまにか消えていく人々がいます。自分の思うとおりにいかないため、一時的に気分が憂鬱なことではなく、それが状態として続くため、「うつ病」と診断し、ただ過ぎていく不安な気持ちではないため、「不安障害」と診断し、ただ、一瞬胸苦しいわけではなく、それが続くため、「パニック障害」と呼ぶのです。

　結局、こういう問題は私たちの神経系に問題ができたもので、その神経系を回復させ、エネルギーを支援する他の身体部位が自分の役割をしっかり果たしてないため、発生する現象です。こういうのは主に過労や精神的なショック等による損傷から始まるもので、大きく見れば精神と身体が弱化されたのです。

　従って、神経精神科疾患の治療は、抗うつ剤や抗不安剤などを服用して、ボーっとしている状態で生きていくのではなく、昔よりも活発で、勇気がある、アイデアも溢れる人になるのです。

　これは、結局、今よりずっとはるかに「精神＋身体的」に元気になることであり、より能力のある人になることだけが、根本的な問題の解決責任を教えてくれます。さらに、再発を防止するためには

病気になる前よりももっと強くなり、持久力のある人になることだけが唯一な方法です。

　肉体と感情と考えを刺激するそれぞれの方法に反応しない人は「精→気→神」という連鎖反応のつながりが弱く働いている人々です。健康な人は身体に精神的であれ、肉体的であれ、刺激を与えると、または、情報が入ってくると、それに合わせて瞬時に反応が起き始め、その影響力が全身に広がることになります。勇気を与える内容の本を読めば、体に力が入り、頭がすっきりするなど、生きている命にとっては、すべてこういう反応が正常です。

　しかし、こういうそれぞれの連鎖反応が起きなければ、その時はそれに合わせてより特殊化された方法を使う必要があります。

　前の章で薬物治療が答えではなく、「精、気、神」という用語に注目しなければならないと説明したのも、このためです。現在まではこういう「精」、「気」、「神」の三つの変数がそれぞれ絡み合った問題を解く方法は二つしかありません。そのうち、ひとつは「瞑想」で、もうひとつは「漢方医学」です。

　多くの人の前で話さなければならない時に、冷や汗が流れ、心臓がドキドキする人々がいます。誰もがこういう状況では緊張しますが、その緊張の程度が一般的なレベルをはるかに超える人々がいます。こういう人々は自分のこの過剰な緊張がどこから来るのか、その原因を良い心理相談先生に出会って理由が分かったといいます。そしたら、これで、自信を持ってステージの上に立てられるようになるのでしょうか。

　人生がドラマのように展開してほしいと願うのは、現代人の普遍的な願望です。映画やドラマのように展開していく人生を願う人々に

は残念ですが、そのようなことは現実ではあまり起きないです。胸が
ときめく理由が分かったということと、ステージの上に立って、緊張
せずに落ち着くということは別の次元のことだったり、もしくは、お
互いに個別的に発生する、それぞれの分離された事件です。症状が弱
い人々やまだ健康が悪化してない人々の場合、頭で納得できはじめた
ら、緊張感を調整することも可能かもしれないですが、それさえ、自
然にできるというよりかは、相当な努力が必要なことです。調整でき
た方々でも、自分の心を振り返ってみる必要があります。果たして私
の心臓は自分が大丈夫だと思ったから落ち着いたのか。

　「私がこの状況に対して理解していたため、自分の心臓がドキド
キしないようになったのか。」
　「私が理解したのにもドキドキしているということは、完璧に理
解できなかったという意味なのか。」

　残念ながら、状況が理解できたとしても、変わらずに心臓がドキ
ドキしてしまう人々は多いです。知らなくて問題を解決できない人
は意外と少ないです。

　人間関係においても大変な思いをする人々も多いです。理不尽な
扱いをされても対抗できず、友達からのお願いに全然断ることがで
きない人々がいます。こういう方々が回りの人やカウンセラーと相
談するなら、きっと自ら行動して自分を守らなければならないとい
うアドバイスを聞くことになると思います。
　それでは、人間関係において自分が求めるものを上手く表現でき
て断ることが上手な人は自分自身に対する理解が高く、人間関係の

属性を上手く把握できている人で、関係において難しさに直面している人は単純に社会的関係に対する知識が足りなく、人間に対する理解度も低い人でしょうか。

　周りの人々から本気のアドバイスを聞いて、専門家からも考えを変える充分な教育を受けたとしましょう。そしたら、こういう人々が人生を変える割合はどれくらいになるのでしょうか。

　さて、原因を知ったので、堂々と自分の意見を表現できるようになるのでしょうか。いくら原因が分かったとしても、実際の状況においての成功率はあまり高くありません。また、実際に成功する場合でも長い時間が要求される「カウンセリング」と呼ばれる心理的な訓練を経てからこそ可能になるのが現実です。

　こういう人々はいざ自分が抗議しなければならない時がきたり、断らなければならない状況が来ると、自分も知らない間に肉体的に負担を感じます。例えば、胸が苦しくなるとか、頭がボーっとするとか、心臓がドキドキするなどの症状が現れることになり、これを耐えられなくなります。

　緊張された状況を耐えない場合ですが、小さい頃からこういう状況が繰り返されると、自分のこういう姿を合理化するため、「私は他の人のお願いに優しく答える人」であるとか、「友達にはいつも心がゆるく優しくなるんだよね」とか、「家族が求めることはできればしてあげなければならない」という風にまるで「自分の考えがそうだから、行動がこうである」という風に意識の流れに繋がることもあります。

　それでは、こういう人々はなぜ、不便な状況を乗り越えられないのでしょうか。それは心の力が弱いからです。

　私たちがある行動をすることになる過程は、まず脳内で何かをし

ようとする決定を下すことになり、これは考えや感情の形で現れます。この決定が行動まで繋がるためには、その決定に反応する体のある感じが現れなければならなく、その次に筋肉が動いて行動につながることになるのです。

もし、その「感じ」という何かが足りなければ、考えや感情から行動に移そうとする時に胸が苦しくなったり、疲れている感じがして、試すこと自体が挫折されることになります。このように考えと肉体を動かすことの間で二人の間を繋げてあげて仲裁してくれることがあると思います。頭の中で決定が下されてそれが具体的な行動につながることは意外と複雑な過程です。

このように考えを通して行動につながるということは単純に心がけることでできることではなく、何段階の複雑さを経て成り立つもので、難しい状況を経て考えを行動に実現するということは、その過程全体が力強い流れとして一貫して動いていなければなりません。

これを「心の力」と呼ぶことができます。

自ら、自分が傷ついたところを把握して、頭では充分理解したとしても、ステージに立つ瞬間、心臓がドキドキして頭がくらくらして、口の中がすぐ乾いてしまうことがあります。こういう風になるのは、頭が理解しているとしても、肉体がそこに追いつかないためです。

もし、考えだけでもこれが可能ならば、マラソンで疲れて倒れるようなことはないでしょう。疲れている理由も知っていて、走り続ける必要性についても充分理解しているのに、なぜ足の震えは止まらないのでしょうか。

心の力とは、考えという単純で単一な力ではなく、肉体と感情と

H・健康な精神疾患治療と予防のための必須要素：心の力

考え、この三つがすべて協力し合って作られるある種の「融合エネルギー」、「協力活動」または「完成されたプログラムコード」のようなものです。そして、当たり前に情緒と肉体すべてにその持分があります。感情的に枯渇されたり、肉体的にあまりにも衰弱してしまうと、思うとおりに自分のすべてが調整されません。

　これは生活の経験を通して、誰もが知っている事実ですが、深刻に考慮されていません。おそらく、その理由は、実はこういう事実自体を知ったとしても具体的な代案がないと思われるためではないでしょうか。集中できるところに集中するために、あまり知らないところは置いておくような形でしょうか。それでは、心の力を育てられる具体的な方法について話していきたいと思います。

1．心の力を回復する瞑想

　瞑想とは最近たくさん流行る言葉のようですが、すごく根強い言葉です。歴史が長い分、様々な多様な方法と意味があるので、瞑想修練をかなり長くしていたという人々も単純に、簡単に言うことは難しいです。

　過去に瞑想を分類していた方法のうち、瞑想の目的論により分類したものがあります。その分類は実質的に日常に役に立つものなのか、それとも、純粋は形而上学的な真理追究のためのものなのかです。

　私たちは実際の日常の回復に目標を置いているため、それに該当する瞑想について調べてみればいいと思います。

　瞑想をするといったら、大体は目を瞑って静かにいることを連想します。もちろん、体を動かす瞑想も存在はしますが、その場合にも、クラブで踊るようなこととは違う、自分の体に完全に集中するよう

な動きとなります。

　こういう集中が意味することは、

　1）考えを無くして静かにすること

　2）特定の部位や感じに集中すること

　二つです。

　また、こういう集中が意味する目標は、精神的・肉体的活性化ができるようにすることです。

　これにはひとつ前提がありますがそれは意識を集中すれば、集中するその部位が活性化されるということです。指先に集中すれば指先の感覚が敏感になるように、耳を澄ませば、小さな音にも敏感になるように、舌に感覚を集中すればもっと味を堪能できるように、人体というのは、どこに感覚を集中するかによってその部位が活性化されることになります。それによって自ら弱い部位に集中すること、そのようにして目標された部位を活性化すること、それが瞑想の目標です。

　人体のすべての細胞は活きているそれぞれの命である同時に、それぞれがひとつのスイッチでもあります。刺激が与えられると、それに反応する生命活動が起こります。これをスイッチともいえるし、また、隣の細胞の刺激にも反応するので、池に石を投げるように、刺激が与えられると水面上の波動のように反応が広がることになります。その刺激は外部から入ってきた物理的または電気化学的な刺激でもあるし、中枢神経系で起きた集中かもしれないです。

　とにかく、その集中と、集中とは意図なので、意図により発生した連鎖反応という仮想の同心円ができた時に、その同心円のうち、

ひとつの部分に集中すれば再び同心円が重なってできることになります。また、その反応のうち、ひとつの部分に集中して連鎖反応を起こそうとする過程を繰り返していたら、結局は特定のひとつの連鎖反応の流れを作り出すことができます。

　そういう同心円のように広がる連鎖反応のうち、人体を活性化させる波長をより大きくする方へと誘導しながら、流れを作っていくこと、それが健康を回復する瞑想の代替的な方法だと見ることができます。大体、道教の方でよく見ることができる方法ですが、一般では「丹田呼吸」と呼ばれることもあります。

　ここまでの説明を聞いて歴史が長いということを参考すると単純で確実な推定が可能になります。最初の同心円の波紋から、その次の波紋、そして、その次の波紋まで、どういう流れを作っていくのかに対する選択は果てしなくて、それによる様々な方式と結果があるという。

　従って、こういう丹田呼吸法はその種類が多すぎて、各自がそれぞれこれが最も良いと、効率的であると主張することが多いので、選択をするということは簡単ではありません。なぜ簡単ではないかといいますと、それぞれ完成されていないためで、足りないところが多いということです。

　それでも、こういう方式には大体は似てる流れがあります。

　最初は「精」、肉体のエネルギーを活性化させ、その活性化された感じを利用して「気」の感情のエネルギーを満たして、そのすべての力を合わせて「神」の考えのエネルギーを強化させます。ここまで来ると全体的に「精、気、神」のエネルギーが前より、ひと段階アップグレードされたと考え、その過程を複数回繰り返すこと、

そのうちに全体的に前より精神的・肉体的に強い人になるということです。

なぜこのように「精→気→神」を繰り返すかといいますと、瞑想的な方法ではそれなりの理由がありますが、現代的に解釈すれば、こうなります。

人体の中で行われる生命活動の属性は可変性です。または、仏教的に言えば、「無常さ」とも一致しますが、人体を全体的に観察した時に、一度も同じ生命活動だった時がありません。人体のすべての活動は毎瞬間ごとにいつも変化しているという話です。

食べ物を食べた時に人体の消化、吸収率もその日、その時間、周りの環境、人体内のほかの組織と臓器の変化するコンディションにより、吸収率、代謝率に差が出ることになり、空気を吸っても酸素を濾過して、血液の中に溶かし、二酸化炭素を放出する割合がリアルタイムで差が出ることになり、それぞれのホルモンの分泌も毎度変わり、ましてや、腸の動きも一定ではありません。

それぞれ自分の細胞の利益のため、組織の利益のため、器官の利益のため動いている独立された部分としてすべての内部組織の共通している目標—効率的な生命維持という条件のため、同質性と一体化を導き出す管理能力、組織管理と統率というリーダシップが必要になるのですが、こういう変化を調整し、それぞれの細胞と内臓のひとつの目標—生命の連続性のために組織をまとめ、管理する機能が神経系の機能なのです。

エネルギーの生産と消費という側面からみると、頭脳を除いた四肢と胴体は生産階級であり、被支配階級であり、頭脳は支配管理階級とみることもできます。当然、下部構造が大きくなれば、それに合っ

た管理組織の力量が後押しされてこそ、より大きな成長を狙うことができるので、「肉体の活性化→神経の活性化→肉体の活性化→神経の活性化、または生産組織の拡大→管理組織の拡大→生産組織の拡大」を繰り返してこそ、ますます管理するエネルギーが大きくなり、肉体的に健康で精神的にしっかりした人になれます。

こういう集中と活性化の過程を経る前に大体の瞑想法法が考えを減らして楽な状態を維持する弛緩の時間を強調するのですが、これは集中しやすくするためです。要するに集中により多くのエネルギーと資源を投入するための努力です。

人体をPCに例えると、人間の中枢神経系はCPUに例えることができます。このような中枢神経系はピラミッド構造で説明したとおり、常に基本的には3つのプログラム、3つの脳（爬虫類、哺乳類、霊長類）が同時に活動している状況です。

ひとつは生命維持に必要な内蔵と肉体構造の作動と機能を管理するプログラム、もうひとつは周りとコミュニケーションし、自分の肉体とコミュニケーションしてその情報をより直感的な感情という感じに作り上げるプログラム、最後のひとつが「考え」というプログラムです。

ところで、実際には昨日の感情、先ほどの感情、様々な考えがその感情や考えが必要だった状況は過ぎたのにも関わらず完全に終了されず、見えないところで引き続き稼動されている状態、考えと感情の残像が残る状態、それが普通の人間です。こういう考えと感情、ひとつひとつが人体の資源を使っている、エネルギーが使われている状態なので、複雑な生活をしている人こそ体の中の資源とエネルギーの消費が多いです。

従って、古代には単純な生活をすることを長生きの秘訣としてい

126

たのですが、その理由は私たちの体の資源とエネルギーを少なく使うことが有利であるという気づきが得られたからです。

　弛緩と自己省察の時間を持つ理由は、神経系の中に残っている、終了されてない感じと意識、興奮の感情の残り物を削除し、再びリセットした状態に作り上げることが目的です。そうして確保されたエネルギー、神経系の活力を「集中」という形で別の神経系の部位を活性化させることに使用すること、それがこういう瞑想の原理なのです。

　こういう方式を筋肉運動に例えると、生まれながら弱い体質の人が体全体に筋肉痛がある状態から、基礎運動から多様な運動を経て筋肉質の良い体になるというようなストーリと一緒です。こういう人が成功する割合はどれくらいでしょうか。まず、一人では不可能だと思われ、すべての過程を一緒に指導してくれるトレーナがいてからこそ、トライしてみることができます。しかし、過程自体が常に幸せで楽ではないことは少し考えてみれば、誰もが推測することができます。

　筋肉運動はトレーナが直接的に筋肉の動きと姿勢を見せて、間違った姿勢を矯正してくれることもできますが、瞑想の場合、その人の内面で起きる感じを察して触るように感じて育てていくものなので、指導してくれる人に出会うことがとても難しいです。そして感じというのは動作を指示してくれることよりは、正確に同じ感じを伝えてあげることは、コミュニケーションの難しさもあります。そのため、お互いに指摘してあげながら問題点を修正していくこともとても難しいです。

H・健康な精神疾患治療と予防のための必須要素：心の力

従って、瞑想を通して精神的、肉体的により良い人になるということは一般的に不可能ではないかと思います。瞑想を通して活力を得たという方々を見れば、静かな弛緩を通して、不要に消耗され、漏電されている様々な感情の残り物、興奮の残滓と雑念を終了することになったところからできてエネルギーの余裕程度で、持っている本来のエネルギーが増幅されたことではないと思います。

　つまり、積極的な活性化の過程を通したものではないと思われます。
　もし、そうだとしてもこういう瞑想的な方法が価値がないものではなく、考えることと感じることで精神的・身体的に活性化を齎す瞑想的可能性があれば、より簡単な方法を研究してみることもできます。
　そのため、私たちはより簡単な「精、気、神」または「爬虫類、哺乳類、霊長類」の脳を瞑想的に活性化させる方法を見つけてみることにしましょう。

ア.「精」を活性化させる瞑想的な方法

　一般的に誰もが選択するアプローチ方法として考えられるのは、運動をすることと良い食べ物を食べることです。ここに瞑想的な意味をより与えることで積極的な活性化方法を作ってみることができます。「運動＋食べ物、そして弛緩」を通しての方法です。
　一般的に、初めて瞑想を学ぶ時、教える時に学ぶ人や教える人、みんなが好むのが「無念無常」と「弛緩」です。「精」というエネルギーは物質的な身体が最も活発で効率的に活動する時に作られ発散されます。
　私たちの内臓は頭脳を食べさせるエネルギーの生産器官です。当

然エネルギーの生産効率と生産量は内臓と内臓を調律する、内臓器官に影響を与える様々な組織との協調や干渉現象によりリアルタイムで異なることがあります。

前章で説明したとおり、私たちが始めてこの世に生まれた時には、基本プログラムだけインストールされた状態で工場から消費者に配達されたコンピューターのような状態です。そういう存在が生きていきながら、言語も学び、それぞれの環境に合わせて知識を習得し、個別的に必要な機能を設置することで発生する状況に適応してようやく一人の人としての役割を果たすことになります。

つまり、社会的に一人の役割をして生きていくということは、基本的な新生児の体（身体調整機能＋感情機能＋認知機能）で感情機能と認知機能を相対的に大幅向上させ、細かい機能を整え、追加しながら生きていくことになるのです。

そして、様々なことを経験すればするほど、多様な感情を感じることが増えれば増えるほど、その当時の感情と考えと必要に応じて学習された一時的な経験と情報などが必要な時に使われてから、神経の中で必要な部分、比較的に必要性が低い部分に分かれて整理され、自然に消える必要があります。しかし、現実では不要な部分も私たちの意識の中で微細にずっと残ることになります。まるでテレビ画面の残像と同様です。

人間の神経構造は身体調整機能と感情機能、理性機能がそれぞれ占有して作動する部分が明確に分離されていないため、頭の中が複雑であればあるほど、それぞれの機能の間に互いに影響を及ぼすことになります。考えや感情が溢れると、身体調整機能に影響を及ぼ

すことになります。頭脳は限られた能力を持っているため、否定的な方向に、正確には人体のエネルギーの生産性を低下させる方向に働きます。

　新生児の状態の時、身体調整機能が最もその固体に最適化されている状態だと平均的に見ることができますが、複雑な生活と否定的な経験などを経てそういう記憶と感情が微細に蓄積され、本来のバランスを脅かすほどになると、神経組織全体の効率性と全体的な統一性を損ないます。長時間使用したPCが遅くなるのと同様です。

　これがストレスが身体化される過程、ストレスが疾病を作る過程となります。こういう危険性の指標となるのが筋肉の硬直です。特に肉体的疲労が疲れる程度の活動がなかったのにも関わらず、筋肉が疲れてるなら、その人の神経系は様々な否定的な情報（**感情的経験＋否定的知識**）に侵食されて初期には過負荷がかかった状態となり、そのうち、活気を失った、老化したような状態となります。

　筋肉とは神経系の支配を受ける組織として、筋肉の中を通り過ぎる神経系に過負荷がかかったり、疲れることになると、筋肉も感電されるように硬直が来ることになります。従って、理由もなく筋肉が凝ったり、硬くなるなら、自分が今まで経験していた否定的な経験や記憶が神経組織の中で電気化学的に発生してから、続けて終了されず、残像のように存在していることを意味します。

　そのため、瞑想で初めて指示する弛緩とは、筋肉を弛緩させることが目的ではありますがその内面には、機能により構造的に分離されていない神経系を撹乱している雑多な内面の意識の残像を終了（**整理**）させることで、身体調整機能が邪魔されず、新生児の状態のようにしっかり働くようにすることを目標としてます。

　こういう過程を通して、考えを静かに落ち着かせて、内面の無駄

な否定的な経験と感じを終了させると、体が軽くなる感じで、筋肉が柔らかくなり、エネルギーが溢れてくるような感じを受けることは、身体調整機能が回復された結果です。

　従って、「精」という肉体的エネルギーを増加させることは単純に物理的に筋肉を強化させて重いものを持ち上げたり、速く走るなどの活動ではなく「人体」というエネルギー生産システムを最適化させ、高いエネルギー効率を作り上げることです。「精」が満たされている状態は筋肉が適度に弛緩されていて、活気もあり、肌も適度な保湿と活気があり、全身の感覚が生きていて、自らでも満たされている存在感を感じるのです。

　こういう状態を説明する最も正確な単語は、「子供」です。悪い環境的影響を受けず上手く療育された子供は驚くほどの回復力と免疫力、持久力を見せます。子供こそが「精」が満たされている状態と言えます。仮に、子供がよく風邪にかかり、食事もできず、病気がちでも、当然健康な筋肉質の高齢者よりは、肉体的にはるかに健康です。老年層は今現在の身体的機能が30年以上続くという保障はないですが、子供は平均的に60年は続くことができます。人体という生命維持システムの健全性と継続性において子供は圧倒的であると考えられます。

　従って、「精」を育てる、肉体を最も良い状態に維持する基準になるのは、子供のようになることです。体も活力があり、感情も明るく元気で考えも複雑ではない状態、エネルギーの無駄遣いがない状態が子供の平均的な特性です。また、これが「精、気、神」というエネルギーピラミッドの頑丈基となる、肉体を健康にする基準となります。

こういう過程が難しいのであれば、良い食べ物と休み、適当な運動に加えて、特に周期的に頭の中を整理整頓する方法だと思っていただければと思います。コンピューターもおそくなると、周期的に最適化プログラムによりメモリーを整理するように、大人も周期的に頭の中を整理する瞑想を通して、自分自身をリセットすることが、質的により良い健康を作っていけます。

　これは具体的にどのような感じに感じられるかといいますと、肉体を調整し、感じる脳の機能が活性化されるということで、自ら身体的存在感・立体感・現実感を向上させます。このようなエネルギーピラミッドの下部構造が拡張され、安定的になれば、現実的で、自分自身の存在感を誰よりも上手く感じられるようになります。

　こういう人は想像の中に落ちても、現実的ではない考えは自分も知らない間に心の中で制限されることになり、さらに、他の人の感情や周りの環境に影響されにくくなります。まるで、自分を守るシールドができたような感じになります。

　感情や考えは肉体よりは独立性が低いです。周りの人々によく振り回されるのが感情と考えであれば、肉体は物理的な力が与えら得ない限り、あまり影響されることはないです。そのため、肉体が効率的な状態、自ら満たされた状態になり、特に下半身の感覚が生きていて安定されている人は「精、気、神」というピラミッド構造が下段が広い安定的な姿を整えることになって、感情と理性がより事実に基づいて反応し、現実的で具体的に活動することになります。

　感情的に不安定だったり、理性が麻痺されているように頭がボーっとしている人々を見ると、体の下っ腹や足等が他の部位より相対的に少なく活性化されている場合が多いです。

　周りの人々よりも敏感な人々は特に感情的、理性的機能が発達し

ている場合が多いです。

　こういう場合にも肉体と肉体を管理する「精」のエネルギー活動を増加させることになれば、周りの環境に対する自分自身の敏感さを減らすことができます。つまり、肉体を調整する脳の機能を活性化させれば、今現在の「肉体、感情、考え」のエネルギー構成の割合が変わることになり、回りの雰囲気にあまり惑わされずに、敏感さを選択的にコントロールできるようになります。

　過去のように肉体的生産活動が必ず要求される時代より、最近のように外部的神経情報─刺激が多い状況では、このような情報と刺激をより安定的に処理するためには肉体を健康にし、最適することはより必要なことになりました。各種研究などから見ると、太ももの筋肉が発達すればするほど（**筋肉＋太ももの中の神経**）、心臓病になりにくく、情緒的により安定された人生を生きるといいます。

　一般的に瞑想をする人々が他の人よりも心理的に安定されていたり、少しは単純に見えるのはこの方々がする瞑想が考えを整理する、心を整理するなどのプロセスのため、このような瞑想を引き続き、上手く修行すれば、自然的な、邪魔されない身体の自分だけの独立性を回復する場合が多いからだと思います。

イ. 「気」を活性化させる瞑想的方法

　肉体の健康とエネルギーを作っていくことが「精」の過程であれば、これは神経系からみれば、末梢神経─運動神経と感覚神経、自律神経を活性化させる結果を齎します。これは身体が弛緩され、体全体の感覚が適当に生きている、充実しているという気持ちを感じさせるのですが、こういう充実している気持ちを継続的に感じるこ

とになれば、情緒的に良い気分が取り戻され始めます。これは自然的な過程ですが、より瞑想的な努力をすれば、それは運動と良い食べ物だけでは直接的に活性化されてない部分を良い感じと感覚的な経験で刺激する方法です。

　これは筋力の力を強化させる方法ではありません。私たちは情緒を活性化させる必要があるので、肉体的な感覚を活性化させる方法で体で感じる良い気分、気持ちいい体験を使うのです。

　例えば、森の中の涼しい音、大きく、広く、圧倒される風景を見つめる時の感情、夏に渓谷の水に足をつかった時の感じ、気持ちいいすっきりとした匂い、美味しい食べ物の食感、波打つ砂浜で感じられる足の指の間の感触など、人によって特に好む肉体的な感覚でありながらも気持ちいい感情を呼び起こすものがあります。そういう神経刺激を強すぎない程度に、続けて連続で少しずつ与えるのが良いです。

　そういう過程を通して全体的な心の重さが軽くなり、心の高さが少し上がり、心の明るさがある程度維持されるのであれば、今度はより複合的な感情的経験―音楽や美術、演劇、映画、友達との楽しい出会い、恋人との良い感情的交流を通して気持ちいい感情をより組織化し、高め、純粋な気分の良さの領域まで拡大する必要があります。

　うつ病や不眠症、パニック障害など神経が既にすごく弱まった人は良い刺激だからといって、一気に多く、もしくは頻繁にすることになると、逆に体が弱くなってしまうので、短く、少しずつ、気分がよくなる程度くらいに繰り返すのが良いです。

瞑想修練をされている方々の中では、漢方医学でいう膻中穴－胸骨の真ん中を凝視しながら呼吸をするとこの情緒のエネルギーが活性化されるという方もいますがそういう場合はいろいろな前提条件が整った時に可能だと思われます。そのため、簡単に応用することはあまりおすすめしません。

「気」、「感情」、「情緒」、こういうエネルギーが充分に活性化されたのかを知ることができる基準点は「希望」または「勇気」です。すべてが希望に満ち溢れているように見えたり、勇気が溢れ出したら、その時には充分に考える脳を活性化させる準備ができているとみることができます。

ウ.「神」を活性化させる瞑想的方法

肉体と感情が充分にそれぞれ活性化され、充電された状態になり、お互いに正常的なフィードバック（循環）を交わせる上体になれば、人間は霊長類であるため、既に存在している回路とシステム、つまり、考えの脳が動くことになり、理性が活動しはじめます。

しかし、人間の理性とは今までの経験により刺激を受け、活性化されるため、しっかり力を貰うためには、知的な刺激が必要になります。これは情緒的刺激と感動をくれるそういう文学作品や芸術活動などではなく、知的好奇心を刺激したり、埋めてあげることができる、そういう機会であれば充分です。

必ず、読書ではなくても、そういう旅行や、そういう人に出会ったり、そういう考えが思い浮かべるような活動であれば何でもかまいません。

この「神」、「理性」を活性化させる刺激はタイプ的な形式に左右

135

されず、どれくらい好奇心を満たすのか、何か分かりそうな快感の瞬間をくれるのかによります。瞑想的に見ると、額の真ん中に集中しなければならないという人々もいますが、これはあまり進めたくありません。

　準備されてない状態でこういう努力をすると、むしろ、瞑想の副作用である上気病にかかる可能性が高いです。上気病とは、頭痛、眩暈、熱などを主要症状とする、ある種の精神的混乱状態のことを言います。

　論理的探索と理性的好奇心が「神」を覚醒させることであって、物理的な集中は役に立ちません。歳を取っても知的な好奇心を若者と同じくらいに維持している人はエネルギーピラミッドの下の段階である「精」と「気」が丈夫な方々が多いです。そういう方々は肉体的・情緒的エネルギー代謝が安定されている方々が多く、「神」が明確にしているということは、無駄な活動や感情的な混乱状態に落ちる可能性が少ないため、生活の中でのエネルギーの消費をより効率的にすることができます。従って、知的な好奇心がどれくらい活きているかにより、その方の老化程度をチェックしてみることができます。

　そのほかに直接的な刺激法として「話頭」を挙げる仏教の看話禪や、道教の修行脳式である内端を鍛える方法もありますが、やはり、一般的には簡単に取り扱えない部分であり、特にこの「神」、「頭」と関連した瞑想法の部分は「精」と「気」に比べ、比較的に整理された部分が弱いです。

エ.「精、気、神」を回復する瞑想法の実際の活用

　それぞれの「精、気、神」を回復する瞑想法を前の方で紹介しました。ここからは健康な「精、気、神」の基準が何なのか、それぞ

れの「精、気、神」を回復する瞑想法を配合してどのように精神的・肉体的に健康な人を作っていくことに対する説明があることで実際の生活に役に立つことができます。

「精、気、神」それぞれを回復する瞑想法について考察してみましたが、「健康」、「丈夫」ということは、「精、気、神」をまとめた観点ではどのように定義し、基準を立てることができますでしょうか。

漠然と「丈夫」、「病気になりにくい」とか、「活力が溢れる」などは時間が経てば、「あ、なるほど」とわかるような基準にはなるかもしれないですがこれからのこの人の未来を予測できるほど具体的ではありません。

もう少し具体的な基準があってからこそ現在の私たちの状態を把握することができ、それを基に未来の私たちの健康を予測することができます。

「精、気、神」という観点ではそれぞれのエネルギーがどれくらい活動的かも重要ですがそれよりも重要なことは、「精、気、神」この三つのエネルギー活動量の割合です。

図4　　「精、気、神」が一定部分の境界線を共有する形

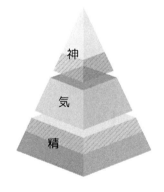

H・健康な精神疾患治療と予防のための必須要素：心の力

前の図表でもありましたように大半はピラミッドの形を持つことになりこれは生態系の餌ピラミッドーエネルギーピラミッドと類似する形を持つことになります。

　つまり、「精」の活動とそれに伴うエネルギーがもっと多く、その次に「気」、その次が「神」になります。これを違う風に解釈すると、人間はすべての活動の中で**（命は活動であるため）**肉体的活動が最も多く、その次が感情的・情緒的活動であり、理性的な活動はより少ないということです。

　ある人々は自ら「頭をたくさん使う」、「理性的な活動を多くする」などと主張しますが、いくら理性的な生活をする人だとしても、肉体的な活動の方がはるかに多いです。このような事実があまり実感できないのは、肉体的な活動ということを表に見える動作に焦点を当てて考えるからです。

　私たちは生きて呼吸し、排泄し呼吸し血液を浄化して画ねグリーを産出する巨大なエネルギー発生システムです。これらの組織をおよそ50兆個の細胞固体（**これらもそれぞれ生命体です。**）を監督し、動かすようにし、それぞれの組み合わせと集団系統体系を維持することにはどれだけ多くの介入と調整活動が必要になるのでしょうか。しかも、このような生命反応は私たちが眠っている間にも休まず動いています。

　そのため、感情が非常に豊かだったり、非常に乾いたり、理性的に考えることが多かったり、単純だったり、関係なく実際に大きな枠でピラミッド構造から見ると大きな差はありません。ピラミッド

Part 03・より良い精神のための出発

の構造がダイヤモンドの形になるとか、逆ピラミッドの構造になるようなことは起こりません。その程度の不均等な身体の「精、気、神」の活動が起き次第、人体生態系はこれ以上維持できなくなります。

それにも関わらず精神力を過剰に発生させたり、感情的に興奮すると肉体的状態が揺れ動きます。これはまるで、生態系に大きな影響力を及ぼさないと思われる特定の動植物の減少や増加が実際には地球生態系に影響を及ぼすだけでなく気候にも影響を及ぼすことができるのと一緒です。

それでは、私たちはどのような割合を基準にして、それぞれ「精、気、神」を強化する食生活、運動生活、瞑想法を実行すれば良いのでしょうか。前の章で説明した精神力を強化する方法—それぞれ「精、気、神」の部分を真似してみれば良いのでしょうか。

実際にしてみれば、いつ「精」の部分を実行し、いつ中断し、次に何をすればいいのかを選択して決定することが簡単ではないことが分かります。

そこに対する具体的な手順と変化を決定する瞬間はそれぞれの人によって異なりますが最も効率的な方法ではなく、最も安全な方法は説明することができます。

まず、「精」を丈夫にする生活法・瞑想法を実行することが基本です。他の部分は忘れて「精—肉体」だけを健康にすることに焦点を当てる必要があります。そういう過程を経て、体が軽いと感じ、実際にも体が柔らかく疲労感がない状態にある程度なったと感じれば、その時に大多数の人々はそういう良い状態をさらに強化させたく、より集中し努力することになります。

H・健康な精神疾患治療と予防のための必須要素：心の力

しかし、最も健康な体というのは、子供のような体を基準にする必要があります。

　健康な叔父さんや病気になりやすい子供の場合でも、やはり圧倒的に子供が健康です。

　極端的な比較にはなりますが、健康を単純に外に見える華麗な感じに焦点をおくのではなくどれくらい継続可能かを重視しなければならないという意味です。同じ年代で比較をするとしても、肌、筋肉と関節の柔らかさ、精神的好奇心などの聡明さがより子供に近い人の生命がより健康に長く維持されます。

　健康とは物理的な力ではなく、生命システムの健全性を意味します。

　そういう意味で肉体だけをどれだけ改造しようとしても、それが必ず聡明な長生きを保障することではありません。「精」と「気」と「神」がよく調和された状態こそがシステムの安定性を維持できることは、前の章で説明しました。

　従って、「精」を充満にする努力をすることはおすすめできることですが、ある程度満たされるなら、その時には別の転換が必要になります。

　なので、体が軽く柔らかく疲労感がない状態にある程度なったら、次は「気」を満たす努力をする時です。肉体から良いと感じる気持ちがある時にその基盤上で心を安らかにしてくれたり、幸せにしてくれる、ほっこりさせてくれるような情緒的補充をしてくれれば良いのです。

　体が軽いという理由で引き続き運動にだけ集中することは長期的によくないという意味で、体の健康がある程度解決されたと思うの

であればその基盤の上で文化活動をしたり、旅行に行ったりするような、私たちの情緒を豊かにしてくれる活動が必要になります。そのような意味で美しい山や景色を探していく山登りやトラッキングなどは「精」と「気」をすべて補ってくれる良い活動だと考えられます。

ただ、同じところを登るとしても周りの視覚的・聴覚的自然環境を上手く楽しみながらするのと、すべてを無視して筋肉運動にだけ集中することとは違いがあると思います。

当然、体がだるく疲れがたまっている時より肉体がある程度軽くなり活力的な弾力性ができたと思える時に楽しむ文化活動や和気あいあいとした社交の場はより楽しく感動的に感じられます。こういう状態ではより感情的な傷が癒されやすくなります。

常に複合的に考える必要があり、こうして肉体的・情緒的に良い状態になったからといって、このようなパターンだけを繰り返すと、長続きせず、再び何なのか分からない詰まっている状態、つまり、既存の良いコンディションを維持することも難しい時期が来ることになります。これは「精」と「気」のみを管理してくれたためであり、「神」を管理してくれなかったからです。

肉体的、情緒的に満足できる状態になった時には必ず知的な好奇心を覚醒させ知らないことや特に想像もできなかったこと、今までの人生とは程遠い領域や立場を接してみて理解することが大事です。

これはピラミッドを作る工事の一番上の三角の部分を置くのか置かないのかの問題に当たり、人体が安定的な構造を作れるかどうかの最後の関門です。知的な覚醒、つまり、新しい知識や認識に対す

る探究なしでは「精、気、神」で構成されている精神—肉体の複合体である人体を好循環させることができません。

　なぜなら、人間は孤立した存在ではなく他の人々と共に生活しながら、常に刺激を受けながら生きていくからです。実際に精神的な苦しみはすべてほかの人との直接的な関係や、間接的な関係である経済的問題などで起こります。こういう時考えが明確で綺麗に動かなければ、自分自身をしっかり持ってより良い方向を設定することが難しいと思うようになります。

　健康について語る時に「循環が上手くできている」、「循環が上手くできていない」が一般的な判断の基準tおなります。若い人から歳を取った世代の方まで体の代謝、循環ができる、できないという話は日常でかなりよくする言葉です。このような場合、循環ができる、できないは体が柔らかいかどうか、手足が温かいか冷たいか、首や肩が頻繁に凝るかどうかなど、主に身体の活性度がまんべんなく上手く維持されているかに偏っています。

　しかし、本当の意味での循環、つまり、疾病がなく、感情的によく活性化されていて、理性的によく発達されている聡明で無病な、心が穏やかな人生のためには別の次元での循環も必要になります。

　現在、私たちがよく言う循環ができている、できていないということは肉体的な次元の作用だけについて論じることであり、単純に血液循環という結果だけに集中しているのです。本当の健康、継続可能な健康、未来にはよりよくなろうとする健康のための循環は「精、気、神」の循環です。

　簡単に例をあげると、朝起きて軽く運動をしたり、ストレッチを

して体が柔らかくなれば、気分がそれに合わせて軽くなり、前向き
になり、楽しくなって、映画を見てみようか、友達に会ってみよう
かなどの気持ちが沸き、久しぶりに友達にあって良い感情の交流を
することになれば、お昼に解けなかった問題、解決しなければなら
ない問題などに対する糸口が思い浮かんだり、いきなり何かを学ん
でみたいと思ったり、気になることができ、探してみたいと思うこ
とになります。これが「精、気、神」の循環が本当の循環になる理
由です。

これは「精」が満たされれば、「気」のエネルギーが活動するこ
とになり、「精」と「気」の活力が上昇すれば「神」の動きが生まれ
ることで正常的な人体の段階が「肉体→情緒→理性」へと自然にエ
ネルギーが流れていくことを意味します。こうして一度流れること
になれば、こういう状態ではただ体だけ運動して覚醒させたことよ
りもはるかに体の状態が安定的になります。

ここでさらに、運動をしたり、体に良い食べ物を補充すれば精の
活力が前回よりもできることになり、その次は「気」、その次は「神」
のように良い循環になり、日常で消耗される精神エネルギーを補充
することに大きく役に立ちます。

これが可能な理由は私たちが肉体を使ったり感性的な活動をする
ことは部分的な視覚では筋肉を動かしたり、気持ちをワクワクさせ
るようなことですが、筋肉を動かす脳の活動を、情緒を感じる脳の
活動をしていることになります。

肉体と感情と理性を片方ずつ活動させることは、脳のすべての部
分を順次に実行させることであり、これは脳を全体的に使用するこ
とで、これは脳の発達と安全性を作っていくことでもあります。

H・健康な精神疾患治療と予防のための必須要素：心の力

しかし、もし業務が忙しすぎて悩みが多ければ自分自身の状態をいちいちチェックしながら健康管理をすることが難しいところがあります。そのような場合には感情に関係なく、平均的に配分して管理することもひとつの方法になり得ます。

　例えば、「「精」の活動６：「気」の活動２：「神」の活動１」のような割合で費やします。当然、この数字の割合自体は時間というより、体感に近いですが、時間に変えることもできます。肉体的な健康に６ぐらいを費やしたのであれば、情緒的、文化的活動に２、理性的・知的活動に１を費やすような形です。

　しかし、もし自らがほかの人の視線にかなり影響され、感情的にも不安定だと思われるのであれば、この割合よりは「精」の活動を９、「気」の活動を２、「神」の活動を１の割合で調整することもできます。ピラミッドの下の構造が広くなればなるほど、敏感度は弱くなると思いますが、その代わり安定感は高くなります。

　体の神経構造の一条の分布を「精、気、神」で分けてみることもできます。へその下からの下半身を「精」、胸からへそまでを「気」、頭の部位を「神」と分類することもできますが、このように人体を部位によって分けることが漢方医学にもあり、「上焦、中焦、下焦」といいます。（当然ながら、**完全に合致する概念ではありませんが、理解を深めることはできると思うので引用しておきます。**）

　一般的に下半身の筋肉が発達した場合に心臓病のリスクが減り、外部ストレスと刺激に敏感に反応する傾向が少ないということは既にアメリカの研究結果で出ています。筋肉が発達するためには何が必要でしょうか。筋肉を発達させて管理するのに必要な神経組織が発達する必要があります。従って、下半身が丈夫ということは下半身の神経が活発ということ、下半身を管理する脳の活動が活発とい

144

うことを意味し、これは安定感と関連があります。

　下半身が弱くて、胸もしっかりしていなく、頭だけ大きい場合の人はどうでしょうか。頭は賢いかもしれないですが、頭脳活動の起伏もひどく、関心分野と考える視野も狭い可能性が高いです。

　このように自分を上手く見直して、自分の「精」、「気」、「神」の割合、「上焦、中焦、下焦」の割合がどのようになっているのかを調べてみたり、また、重要な状況ごとに変化された自分の「精、気、神」の割合を調べてみてから自分の体調や気分がよかった時と比べてみたら、今の自分がどのような精神的、肉体的状態にいるのかに対する情報を得ることができます。

　自身のエネルギーの活動の中心が「精」にあるなら、考えてから決定する時に下っ腹で考えるような肉体的な欲望に充実な考えだったり、長期的で変化に敏感ではない視野を持つ決定を下す可能性が高く、「気」の活動、胸にエネルギーの活動中心があるなら、感情に偏った考えだったり、今すぐの現在に偏った考えの可能性もあります。「神」にエネルギー活動の中心があれば、逆に非現実的に理想的な考えだったり、未来に偏っている考えをしているかもしれません。

　このように「精、気、神」のエネルギー活動の割合により私たちの意識や考えが変化することは、前述したように、人間の頭脳構造が肉体的活動を担当する部分、情緒的反応を調整する部分、理性的部分などの相当多くの部分を共有しているためです。

　従って、「精、気、神」を丈夫にする活動をする時には自分の姿を上手く観察することが基本であり、自分がなりたいと思う目標を

設定することも重要です。これはまるでフィットネス大会に出るのと一緒です。自分がもう少し強化されたいと思う部分に焦点を当てて割り当てれば良いのです。

　筋肉とは違って「精、気、神」のどれかひとつを変えようとしても残りの部分もそれに合う割合に変える必要があるので、時間が長くかかりますが、続けてすれば、十分変化することができます。

2．漢方医学での神経精神科の治療

ア．力が必要な人々

　人間とは外部の刺激に対して反応する存在として、刺激がなければ生命体としての人間もないと見ることができます。このような刺激を一定に処理する方式は個人によって異なりますが、これを「個体性」とみることもでき、「性格」と呼ぶこともあり、より包括的に言えば、「人格」とも言えます。

　神経精神科疾患を経験している方々を見れば、生まれながらそういう場合はほとんどなく、大多数は人生を生きていく過程中に現れます。これは生活をしていてぶつかる様々な状況が、この方々に影響を及ぼし、そのような刺激が繰り返し、よくない影響を及ぼすことになった時に、そのような刺激が重なって、刺激を処理する方式に累積された変化ができて現れる現状としてみることができます。

　人々が生きていきながらぶつかる問題、つまり、その人の人生を自らの意志に反する方向に作用する問題、その人々が求めない方式で現れる状況に対処する方式は大きく３つがあります。

　一番目は回避することで、二番目は耐えること—つまり、我慢す

146

ることです。三つ目は問題の解決策を探し出すことですが、この三つ目の方式が理論的には最も望ましいと考えられます。しかし、このような方式が有効な人生の方式になれない時、人々は方向を失って、体調も悪くなります。

これは自分の問題解決方式体系である性格などが現在の問題解決で壁にぶつかることで問題を処理する方式が非効率的な場合です。つまり、過度なエネルギー消耗を呼び起こしたり、より大きな問題を発生させる解決方式を持っていて長期的には結局問題が繰り返され、大きくなり抱えきれない永遠りぎーの消耗になる場合があり、もうひとつ重要な原因である自分の状態ではカバーできない大きな問題や、繰り返される問題状況をよく経験することになります。

神経精神科の代表的な疾患であるうつ病、不安障害、不眠症、パニック障害などがほぼこのような場合から由来されるものだと見ることができます。

このような時に人々は苦痛を少しでも忘れるために神経精神科の薬物を服用したり、または気力が少し残っている方々は問題を解決できる知恵を探すために、状況と直面している「自分」自身を知るために心理相談センターを探すか、占いや宗教、友達などに頼ることになります。

そして、様々な努力がすべて失敗に戻り、やる気をなくすことになれば、人々はより神経精神科の薬物に頼ることになります。しかし、苦痛を感じても精神が起きている状態でも問題を直視し、耐えたり、解決策を見つけられなかった人々が意識を朦朧とさせる薬物を服用した状態で人生の問題を良い方向に解決していく確率はどうなりますでしょうか。

神経精神科では一度精神科の薬物治療を受けることになった人は結局、一生蟻地獄から逃れようとする存在のように様々な無駄な努力を繰り返し、結局は神経精神科に戻ってくるという俗説もあるくらいです。

　それでは漢方医学ではこのような問題がなぜ起きると思うのでしょうか。漢方医学では精神力の喪失または心の力を失ったことがこのような問題の原因だと考えます。人生の過程において起きる問題について考える時、各種心理書籍、成功する方法について語る本ではすべてが技術が足りなかったためであると話す傾向があります。「あなたがもう少しうまく対処していれば〜」という前提で話を初めて「このような場合にはこう、あのような場合にはこう〜」と親切に説明しています。

　しかし、人生の問題とはこのように平面的なものではなく、技術だけではなく、その技術をトライし、継続していけるような健康なエネルギーがなければ、解決することが難しいです。船が良い方向に船首を回しても、推進力がなければ、エンジンの力がなければ変化は起こりません。ただ、風や水の流れに押し流される受動的な人生になるのです。

　健康とは、人体のすべての構成細胞と上位組織、器官が生きていることで存在することであり、ただ生きているだけではなく、有機体として存在する意味である相互依存性と独自性を基盤とする最大限の生産性と効率を目標としています。

　この言葉は細胞それぞれの生命活動が必須的で、こういう細胞には共通的に利益となる目標のために一緒に協力する作用が必須的という意味です。まるで人が集まって町になり、町が集まって地方に

なり、都市になり、国家になれば様々な組織が分化されるのですが、このすべてが構成員それぞれの効率的な生存のために有機的に協力することと同様です。

　従って、疾病とは完全体としての協力過程により表現される活性エネルギー、協業に欠陥ができたもので神経精神科の疾患は特に神経系にそのような欠陥の結果が集中していることとみなします。

　なぜ神経系に欠陥が集中していると言わず、欠陥の結果が集中していると言うかというと、漢方医学では人体のそれぞれの構成段階が相互依存性を持っていると考えるため、欠陥がほかの内臓にできても、その欠陥による不調和や生産性の低下が神経系に影響を及ぼす可能性があると考えるためです。つまり、神経系の直接的な問題ではなくても、神経系に影響を及ぼす可能性のある他の器官の欠陥になるかもしれないです。従って、欠陥の結果が集中されている見ます。

　従って、神経精神系統の疾患は必ず神経系の問題からではなく、身体ないのほかのすべての構成要素からも由来される可能性があります。これは、昔は漢方医学だけの概念でしたが最近のIT産業とシステム工学が発達し始めてからはとても当たり前で一般的なことになります。

　従って、神経精神科の疾患で人間がその状況を回避したり、耐えたり、または問題を解決できない理由は普段なら可能だったことが不可能だったためであり、これは問題解決能力の欠損、つまり、エネルギーの不足が原因です。一般的によく使われる「神経衰弱」という言葉で代表される神経活動の不在が原因となります。

　ただ、その神経衰弱の原因がどこにあるかにより、それぞれの解釈が異なることもあります。

神経精神科の疾病を持っている方々が、どのような不便さかに関係なく、共通的に表す息苦しさと疑問点があります。同じ状況で「昔はそうではなかったのに」なぜ今はこうなのかということです。今までその方々が人生を生きてきて現在経験していることのようにつらい状況を初めて経験するわけでもないのに、なぜ、今までとは違って、今回は自分の意志と希望とは違って体の状況が流れるのか、なぜ前回とは違うのか、それがすごく息苦しい部分です。前は意識しなくても自然に体で解決された部分、それができないのがエネルギーの不足であり、神経衰弱にあたると見ることができます。

　しかし、現在のこの不便な症状に対処する一般的な方式は根源的な部分を意図的に無視しているのではないかという風に考える時があります。

　例えば、「護身術」を考えてみることができます。たまにテレビやYoutubeで女性のためのいくつかの護身術を教えてくれる場合があります。例えば後ろから抱き着いた時や胸ぐらが捕まった時、相手が刃物を持って威嚇する時などの状況に合わせて危険を避けて、相手を制御する適切な方法があり実際に状況に合わせて上手く使用するえば効果的な動作として構成されていると思います。

　しかし、その動画を見ている誰もそういう風に危険な状況から逃れられるとは見ていません。

　なぜなら、そのような状況で必ず必要なあるものがなければ、護身術を知っていてもそれを使うことで逆にもっと危険になってしまうリスクもあるためです。

　必ず必要なあるものとは胆力とスピード、筋力で代表される「力」です。精神的な力と肉体的な力がなければ、単純な無気力な動作だけでは相手を制御することはできません。

同じく、人生の問題にぶつかる時や人生に脅威となるような状況が発生した時、どのような場合でも精神的な力と肉体的な力がなければ、どのようなアドバイスでも無駄になります。大勢の観客がいるステージに上がる時に緊張しないでおこういくら繰り返しても、実際にその状況で体が震えるか震えないかによるもので、自分の心構えによって大きく状況が変わることはありません。

　このような理由で人生の問題をいくら軽く考えようと努力しても、また問題を見る視覚を変えようとしても、体から、心から力が出なければ無駄なことになり、逆にやる気を出したこと自体が精神的な力をなくす結果となり、さらに無気力な状況に陥てしまいます。濡れたマッチで火を起こそうとしても、残っているマッチの数だけ減っていくだけのことです。

　従って人生の問題状況と向き合うことになった時に神経精神科の薬物という鎮痛剤に依存することになったり、状況を良い風に一時的にカバーしてみようとしても、根本的な自分の問題を解決することは難しいです。

　自分の長期的な未来の幸せは自分の問題を解決したり、解決されるまで別の与えられたことをひたすら努力しながら機会を待つことで期待できるものであり、自らを肉体的、精神的に麻酔してしまうことは、現在の不幸を未来に押し付けることになるのですが、不幸の大半は未来に転がっていきながら、雪玉のように増えていくことになります。

　一歳でも若い時に精神的、肉体的な力が残っている時に問題状況を耐えながら、無視したり回避したりせず続けながら工夫し、同時に自分がしなければならないことを続けてやっていける、本当のマ

ルチ―タスキングをすることが正解ですが、このためには高い仕様のPCのように、高い仕様の人間型が必要であり、高い仕様のシステムは高いエネルギーを求めるのが当然です。

しかし、こういう人々、人生の繰り返される問題を解決していてその人自体の状況対処アルゴリズムが未熟だったり、良い方式を持っていてもそれが自分の肉体的な健康に合わない過度なエネルギーを消耗する形である、そういうジレンマに落ちている人々に力を充電してあげようとはせず一時的な回避のみを提供しているのが今の神経精神科的治療の現実です。

足の骨が折れて歩けない人々には鎮痛剤だけを投与し、痛みを避けて両腕で歩ける方法だけを訓練させる理由は、骨を早くくっつけさせる方法が分からないからです。

現在の神経精神科的治療方法は過去1960年代の治療のように鎮痛剤だけを投与してとりあえず時間稼ぎをしていれば、患者の状況と患者の周りの人々が患者に有利な方に変わって患者が良くなるか、それともこの人がより良くなろうとするやる気を失って、心が安らかになるかのうち、どれかを待つような形に近いです。

すべての神経精神科的治療と心理相談が不要なものではないですが、その治療の根幹には、この人の失われたエネルギーを補充し、強化させることが基盤となる必要があります。

このような部分に対する認識がなくはないと思いますが、それではなぜ、既存の神経精神科の治療は「鎮痛剤」や「方向を変える」ことだけに集中しているのでしょうか。それは活力を呼び起こしたり、「エネルギー」を充電する実質的な方式に対する情報がないからです。

イ．漢方医学の重要な役割を果たせる理由

　漢方医学の長点は様々なものがありますが、その中でも特別な概念があります。それは「補薬」の存在です。「補薬」とは体を補う薬という意味で、「元気を出させる」、「体の弱い部分を正常に戻す」という意味を持っています。一般的なビタミンや、各種栄養剤、疲れた時に打つブドウ糖の輸液剤なども体を活性化させる作用がありますが、補薬とは異なります。

　補薬が特別に異なる点は、補う部位、活性化させたい部位を選択的に集中させることができるという点です。漢方薬は漢方材−「薬草」と呼ぶものと、薬剤を配合した湯薬（一般的な漢方薬）で区別することができます。この分類はまるで食材料の料理との関係と同様です。食材ひとつひとつの意味と味もありますが、その食材をどのように選択し、組み合わせるのかにより全体的な性格が異なり、また同じ名前の料理、同じ食材が入った料理だとしても食材の割合をどのように組み合わせるかにより別の性格の料理になるのと一緒で、漢方薬もどのように配合するかにより、別の作用をする漢方薬になるのです。そのような漢方薬の中で生命機能を活性化させようとする意図で配合された薬を「補薬」といいます。

　男性の性機能と関連した部位を活性化させれば、精力補薬、女性の子宮機能に関連する方に活性化させる機能を集中させれば妊娠することに役に立つ補薬、胃腸、脾臓などの消化器の方に作用を集中させれば、消化機能をサポートする薬のようになります。別の例えをしますと、ピアノの鍵盤は誰が演奏しているかに関係なく同じですが、音符をどのように配列するのかにより別の漢字の音楽になることと同じです。

H・健康な精神疾患治療と予防のための必須要素：心の力

神経精神科の疾患を持っている患者の方々の大多数が自ら問題を解決する能力を失ったとすれば、問題解決能力を回復させられる補薬を服用すれば良くなると思います。ただ、前の章でも説明したように、人間のエネルギーというのは電気規格のように220V、このように単純に固定されているのではなく肉体的エネルギーと感情的エネルギー、理性的エネルギーがそれぞれ活性化され、相互の間での正方向、逆方向のフィードバックが作用する複雑な構造のため、補薬を飲むだけでは、精神的問題で十分な効果を見ることは難しく、足りない部分をよく把握して弱い部分が少しずつ良くなるように、順次に活性化させていくことが重要です。

　もうお少し詳しく説明しますと、うつ病や不安障害、不眠症などの疾患にかかった時に大半は運動や旅行を通して雰囲気を転換させようとしたり、文化生活、友達に会うなどの情緒的なサポートを貰おうとします。または、前向きな考えをすることに役に立つ本を読んだり、精神的に支えになってくれる人を探すこともあるでしょう。

　疾病状態まで達してない人は、このような努力で少しずつ自分の場所を戻して元々の活性化されたエネルギー状態を維持できるかもしれないですがすでに疾病段階に侵入した方々は肉体と感情と理性すべてに少しずつ欠陥があるため、このような単純な刺激では戻ることは難しいです。

　ここに漢方医学的な治療法が効果的で漢方医学ではそれぞれの段階で足りない部分—肉体と情緒的活性度を高める方法が存在します。

　また、一般的には肉体が活発になれば感情も豊かになりますが、このような相互交流に問題がある方々もいます。

ほかの場合には、感情的にうれしくて興奮することになれば、体の血液循環も速くなり、元気も出るようになりますが、このような正常的な活性度の範囲に従わない場合も多いです。気分がよくなっても相変わらず体がだるく、体がとても活発になっても気分が良くならない、そういう場合にも漢方医学的に対処できる方法があります。両社の間での交流を活発にしてくれるような治療法が存在します。

　漢方医学では気と血を保養する方法から、それぞれの臓器を保養する方法、そして「精、気、神」の相互交流を活発にする経絡を循環させる方法などが長い間発達されてきて累積されてきた部分が多いです。ただし、その用語が現代の教育とは異なる部分があり、誤解があるのが事実です。

　このような漢方医学的な実際の接近法を一般の方に理解していただけるように説明するには、また別の本を書かなければならないくらいの分量になるため、省略させていただきますが、漢方医学とは活性化する学問であり、実際に適用するための手段であると覚えていただければと思います。

ウ．漢方医学が足りないところ

　漢方医学には弱い機能は引き上げて、溢れる機能は抑制する手段がありますが、弱い気運を引き上げる機能をしてくれる補薬は十分溢れているくらい手段が多いですが、抑制する手段は現代医学に比べ、足りないところがあります。抗生剤・解熱剤・鎮静剤。鎮痛剤などは西洋医学の方が効果的でありながら、実質的に役に立っている分野です。

漢方医学だけで神経精神科の疾患を治療するためには、初期発病段階や長く病気になっている室病だとしても「肉体─感情─理性」ラインが大きく悪化していない状態が有利です。神経精神科疾患の漢方医学的治療はその人が自ら生きられる力を育てていく治療であるため、ある程度その人の精神的、体力的に基盤が残っている状態では治療速度が速く満足できると思いますが、基盤が完全に壊れたと言えるくらいの精神的・肉体的に荒廃化が進んでいる状態ならば、治療に必要な時間がもう少し必要になります。従って、そのような場合には最初は神経精神科薬物のサポートを受けながら、漢方医学的治療もしていくことが患者や保護者の苦痛を減らすことに役に立つと思います。

　実際に内院した場合を見てみましょう。

　高校1年生の男子学生で、成績も優秀で成長しながらも特に問題を起こしたこともない、とても真面目で優しい友達でした。両親の期待の中で良い学校に入学することになりましたが、最初のテストの結果が衝撃的だったそうです。

　時間が経てば経つほどひどいストレスで睡眠障害ができはじめ、そわそわするようになり、独り言がひどくなり、学校に行こうとすると、変な汗が出て、吐き気がする症状があったため、神経精神科を訪問し、薬物書房を受けることになりました。

　以その後、不便に感じる症状は50％くらい減りましたが体がだるくなり、ひどい無気力な現象があり、漢方医院に内院することになりました。

　この学生はいったいなぜこのような問題が発生したのでしょう。

「テストの結果がひどかったから？精神的にプレッシャーがあったから？」

　もちろん、そういうのが原因でもありますが、私たちがもう一度考えてみる必要があるのがテスト制度ができてから現在の高校生のうち、テストの成績でショックを受けた人はこの学生だけではないはずです。それでは、同じ状況に置かれた人はみんな不便を感じるのでしょうか。おそらくそういうわけではないと思います。

　その質問に対する答えは「そういう人もいればそうではない人もいる」になると思います。このような説明を聞くと何か根拠があってそう言っているのかと思われますが、果物屋さんでおいしい果物もあればまずいものもあると同じくらいの話です。専門家がこのような話をするということは、つまり、理由についてはよくわからないという話です。

　それでは、今すぐ神経精神科の薬を中断すべきなのでしょうか。

　この学生の場合、治療結果を見れば、最初は精神科薬と漢方医院の治療を一緒に進めました。このような種類の薬はゆっくり減量せずにいきなり中断することになれば急激な薬物中止反応が来る場合が多いです。精神科医院や漢方医院との相談なしで、保護者の単独判断の基でいきなり精神科薬物服用を中断してから、患者が叫び続けたり、家中を走り回りながらシャワー後に完全に服を脱いだままの状態で歩き回るなどの深刻な症状を見せたケースもあります。

　このような場合には本人もつらいですが、保護者もとてもつらくなります。過去の漢方薬の治療の中ではこのような場合に急遽鎮静に効果がある薬剤がありましたが、現在ではほとんど使っておりません。この部分は漢方医学のポジションが異なっていることと関連

がありますがとにかく治療の初期には神経精神科の薬物と並行して治療しなければならない場合も多いです。

　なぜこのような問題を起こしたのかをどのように判断するのでしょうか。

　相談の結果「精」がひどく弱くなっていることを発見します。普段の生活習慣についていろいろと話をしていたら分かってきたことは、両親が共働きのため、一人での時間が多く、小学校５年生くらいから自慰行為をすることになったそうです。最初は好奇心でのことでしたが、のちには習慣的になってしまい、６年近く、毎日のように５〜６回はしていたそうです。（この話はあとでこの学生がある程度精神が良くなってきてから詳しく聞かせてもらった話です。）

　このようなことが別に問題ないと、どうでもいいと思う人もいるかもしれないですが、過度な自慰行為や性行為は精神的安静度の基盤である「精」を損傷させます。特に自慰行為が性行為よりも悪い影響があります。性行為の場合は相手との交感があり、その交換を通してある程度安静した気持ちを補うことができますが、自慰行為は一方的な漏電と一緒で、エネルギーをひどく消耗することになります。一般的な自慰行為がすべてひどいことであるということではなく、この学生のように数年間毎日５〜６回を継続することが心と体の安静を大きく損なうことになるのです。

　精神科的診断を下すことにおいて、100％これが原因とは言えないですがこのような部分が衝撃に弱い精神構造を作ることに影響を及ぼしたと見ることができます。

エ. 簡単に食べて役に立つ薬草はない

漢方医学と言えば、漢方薬自体に対する好き嫌いは異なりますが、体に良いとされる薬草や薬材に対する関心は高い方です。

サムゲタンにも高麗人参、黄旗、ナツメは基本ベースとして、飲食店ごとでそれぞれ異なる薬草を添加したり、各種健康飲料にも漢方薬をたくさん使います。なので、よく聞かれる質問が「薬草などをどのようなものを入れて飲めば（食べれば）いいのか」です。政界から言いますと、「そんな薬材はない」です。この本の前の内容からお読みいただいた方はお分かりだと思いますが、人間の精神、人間の心とはひとつの単一体ではなく、様々な立体的な次元に渡って、様々な波長により結合され、流動的に動く有機体のようなものです。

人間の体を「有機体」と呼びますが、人間の精神も同じく有機体です。これは様々な意味がありますが、「分割すればこれ以上生存できない、様々な部分が集まり統一性を持つことになれば、その様々な部分を合わせたものは、単純な集合よりもはるかに上位の何かになる」という意味が強いです。

従って、人間の心を向上させるということは、単純にある薬草を食べるといってできるものではなくタイミングを見て様々な条件を少しずつ適用し、調整していく総合的な計画がなければなりません。

まるで地球の生態系を健康にしていこうとして、ある特定の生物種にだけ優位を与えることで、その効果が前向きに現れるのではなく、生態系全体に害を及ぼすことになるのと同様です。高麗人参のように体に良いとされる薬草も長期服用することになれば、精神健康には害になることもあるのです。これは毎日同じおかずを食べたり毎日同じ

159

曲を聴くのと一緒で最初は活力ができるように見えますが変化する日常の中では結局良くない結果を齎すことになります。

従って、近道やハッキングコードのような単純で簡単なある手段を通して人間の心と精神が大きくなり、強くなることを期待することは間違った考えです。

もし１００階建てのビルを丈夫に綺麗にしたい場合、基礎工事も整えて、駐車場も改善し、内部構造も変えて、電気や水度、配管施設と外壁も変えるなど総合的なリモデリングを通して可能なことであり、ひとつ、ふたつの簡単な措置で全体をアップグレードすることは難しいです。

心と精神を健康にしていくということは世界という自然と社会環境を生き、適応していく自分の運営体制をアップグレードするということで人生を解釈し決定する枠を変えていくことです。

そして、その枠は「肉体」というフィルターを通じて濾過された情報を基にしています。単純に考えず、ゆっくり、少しずつしていく必要があります。

従って、ひとつの薬材を摂取することで精神的な混乱を乗り越えてみたいというのは、あっちこっちに分散している数多くの羊の群れを一人で一か所に集めてみたいというのと一緒です。そのような状況では一か所に集めると、他のところへまた散っていくことの繰り返しになり、時間と努力を無駄にするだけです。

羊の群れが大きければ大きいほど多くの羊飼い犬を動員してからこそ、思う通りに追い詰めていくことができます。

同じ原理でひとつ、ふたつの薬材ではできなく、複合的な薬材を変化する状況に合わせて変化を与えながら運用しなければなりません。

オ．瞑想と漢方医学

　医学の発達過程や一般的にストレスを解消していく方法の変化過程を見てみれば、やはり時代的要求を充実に反映していることが分かります。西洋医学を見てみれば過去には感染症と筋骨格系の治療分野における発展が目立ったのであれば最近は精神的ストレスとそれに伴う身体化症状、人体を維持する免疫系の内分泌疾患を治療する方に力が入っています。

　その他にも社会的自己管理活動の変化を見てみると、70年代にジョギングが大きく流行っていて、以降フィットネスが流行り、ヨガ、そして瞑想まで進化してきています。このような流れも同じく精神的ストレスをより効率的に管理するための努力の結果として見ることができます。ジョギングも良い運動ですが精神的ストレスを解消していくためには、瞑想を追加した方がより効率的であるため、知識産業が発達した地域から瞑想の流行りが強くなってきています。

　それでは、もし精神的エネルギーが枯渇され、ストレスに弱くなり、感情が大きく揺れることになり、集中力が弱くなり、思考の幅が狭くなったのであれば、瞑想と漢方医学のうち、どちらの方がより効果的なのでしょうか。

　もちろん、これはあくまでも個人の意見に過ぎないですが、生命のエネルギーが足りなくなった状態、精神的に疲れている状態では、漢方医学の治療も充分検討してみることができます。その中でも漢方薬の効果を経験してみることをおすすめします。

　瞑想もとても良いことですが、足りないエネルギーを補充し、体と精神を活性化させることに漢方薬も役に立ちます。過去に薬物を

161

服用して超越的な境地まで至ろうとした人々もいました。彼らの思想を「外丹思想」と言います。漢方薬がそこまでのことを可能にしてくれるという話ではございません。プロ並みの瞑想ができるならば、瞑想で自己管理をするのが良いですが、日常に疲れて時間的余裕がない人が瞑想だけで消耗された毎日のエネルギーを満たすことはとても難しいです。

　瞑想のプロではないのに、瞑想で毎日の疲れを十分回復できているということは、実際には回復できているよりは、肉体的なエネルギーが弱くなった状態で瞑想をすることに逆に精神的エネルギーを消耗している場合をよく見かけます。

　疲れた時に母が作ってくれたご飯を食べると元気が出る、美味しい食事をすれば気分が上がるのと同様で、その当時の体の中の状況によく合わせた漢方薬を飲めば生き生きとしたエネルギーを取り戻すことに大きく役に立ちます。なので、日常で疲れている、消耗されている自分自身を漢方薬で素早く満たして当面した生活をすることに役に立つようにし、瞑想は良い体調と精神的に余裕がある時に自分を見返し、客観化し、再整備する時に使うのが時間的・精神的に効率的です。

　社会活動の結果、蓄積される疲労を解消するための我々の努力はジョギングからフィットネス、ヨガ、瞑想まで多様に発展してきたように、次の段階は漢方医学、その中でも上手く調律された補薬になるのではないかと予想してみます。

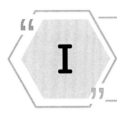
簡単ですぐに使える
生活の中の瞑想法

　瞑想的観点では人間精神の問題がどのような理由で発生すると考えるのでしょうか。

　この分野も広い世界と長い歴史があるので、表現方法は多様な方ですが、核心は似ています。それは「気づきの足りなさ」です。気づきとは、また様々な用語で解釈することができますが、「自分がおかれている状況に対する完全な理解」と説明してみることができます。

　状況とは形而上学的な意味としての状況もあり得るし、今現在、腰が痛いといった日常のものでもあります。ただし、ここで気づきとしての完全な理解とは単純に原因を知るくらいのレベルではなく、原因と結果の間をいくらでも再構成できるレベルのことを言います。

　人間とはエネルギーが満たされると気分がよくなり、エネルギーが落ちてしまうと、気分も落ち込んでしまうことのように、状況に対する完全な理解をするためには高いレベルのエネルギーが必要になり、これは自分が精神的、肉体的に上手く活動していることを意味します。

　これのための前提条件は自分の神経系が活発に動かなければならないということと、そのような活動を邪魔する要素を適切に除去する必要があるということです。簡単に言えば、「頭が清らかになる」必要があるということです。過去より最近はストレスから離れ頭がすっきりできることが簡単ではありません。

なので、時代によりストレス解消法も筋肉を鍛える方法から神経と精神を直接的に扱うヨガと瞑想の方向に移動してきています。頭がすっきりすることも上手くできるためにはそれに合わせた方法を習う必要があるという意味です。

　それでは、今から自分のアイデンティティをひたすら揺さぶられ、精神－肉体の複合体を汚し、混乱させる様々な外部の刺激から、どのようにすれば自分の感情と情緒を守っていくことができるのか、毎瞬間、接触してくる自分には要らない外部の情報を整理し、自分の頭の中を清らかに維持できる簡単な瞑想法を紹介したいと思います。

　この方法はEMDR（眼球運動敏感消失および再処理療法）よりも簡単で時間と場所にとらわれない、頭が清らかになり、自分自身の感情と肉体のリズムを他人と外部から干渉されず、守っていける方法です。

　前の章で繰り返し説明しましたとおり、人間とは動物の進化過程を経てきて、感性と理性を発展させてきましたが、それらを処理する新しい器官を作るところまでは至らなかったです。感性的脳、理性的脳、脳の身体調整地図などについて話さなくても、ご飯を食べる口でしゃべり、体の中の血液を浄化させた結果で生成されたのが尿で、これを緊張が極端に達した時に排出することで心臓の圧迫感を解消する形で使用することもあります。

　また、言語的表現だけではたりなく、身体的接触を通して感情を伝えるなど、何もないところから何かを作っていくという意味で人間とは、とても素晴らしい存在ではありますが、人間よりも優れた

存在の立場から、進化の一歩進んだステージから後ろを振り向くことができるのであれば、やはり、人間の今のシステムもひとつ古いシステムを使っている旧時代の存在に過ぎないはずです。

このような内容に対する瞑想的観点、また、様々な宗教、修行の伝統などによりその表現方法はそれぞれです。ただし、共通するところがありますが、まとめると、「もう、荒れていて粗雑な肉体には興味を持つな」ということです。

おそらく、瞑想的努力ではこれ以上細かい作動原理や方式を探究することには限界が明確だったため、そのように考えたかもしれないし、実際に瞑想的なアプローチをした人々の中では肉体という構造が原則なしで発展してきたことが、運よく作動していると感じた人々もいたからだと思います。

従って、このようなシステムの限界は明確な方なので、とりあえず、自分だけの独立性を維持することは簡単ではないはずです。これはどのような意味かと言いますと、我々は他の人の雰囲気に流されやすいという意味で自分だけの考えと感情を長く維持することが難しいという意味になります。

安定性が足りないとも考えられるし、簡単に言えば、「人間は誰もが気まぐれ」とも考えられると思います。

周りで瞑想をしたという人を見れば、「気感」という表現を使う人々がいます。これは会話や身体的接触がなくてもある対象に対して自分だけの感覚を感じるようになるということですが、大体肉体的な感じが多い方です。例えば、頭痛がある人と一緒にいると、一緒に頭痛になる気がしたり、不安な人と一緒にいると自分も知らな

い間に不安になってくるなどのことです。皆がこのように感じるわけではなく、この方向に特に敏感な人々がいます。こういうのを普通「共鳴」するとか、他の人に「同調」されるなどで説明しますが、人は他の人と自分もしらないうちにシグナルを交わし合うことを意味します。瞑想をして敏感になった人々の中ではより明確に感じる人もいれば、表面の意識には現れなくても大多数の人々は他の人と身体的な感じが共有される部分があります。

　私たちが毎日出会う人々、その中では会話を交わした人もいれば、目線だけですれ違う人、見えてないけど後ろにいた人、横をすれ違う人など様々な人々の影響を私たちは毎日受けています。社会生活の多様な刺激を数多く経験すると、朝、家族のところから始まった我々の心と意識、主観と好みは時間とそれに比例する刺激量を経てきて、変化することになります。

　つまり、人との接点が多ければ多いほど、他の人の意見や社会的な事件と事故を多く接すれば接するほど、朝の自分と夕方の自分は別の人になっているのです。（**程度の違いは個体性の違いの分だけあります**）。

　瞑想的に見れば、人間の意識または心はひとつの単一体ではなく、様々な情報が集まってできている群集のようなものであると見ています。まるで、太陽系の太陽のように輝く力強い中心があれば、通りすがりの彗星がその引力に捕らわれ、周りを回る惑星にひとつずつなっていく形とも似ています。これは「無秩序の秩序化」とも見ることができます。そして、新しい彗星が流入されるたびにカオスが起きることになります。しかし、結局は新しく入ってきた星が他の惑星と衝突したり他の惑星の軌道を押し出すなどの形で何とかカオスから秩序を取り戻すことになります。

これは情報の流入量とも密接な関連がありますが、我々の神経系は情報を伝達し、保存する役割をしているため、どれだけ多くの情報―データを接するのかにより神経系の化学的な組成比率と他の神経細胞との親和性における変化が起こることになります。頭の中で起きる考えや感情などはひとつの細胞で起きるものではなく、様々な細胞が参加し、多様なパターンとネットワークを作っていきながら表現するものであり、とにかく外部刺激の結果、神経系の活動においては物質的な変化が起こりながら活性化されたネットワークの形が変化することになります。

　ところで、このような変化が累積されるところが神経系ですが、この神経系は感情的・理性的・肉体的な分離ができているものではないと既に説明しました。現代のIT技術においても様々な機能がそれぞれ担当しているCPUをひとつのチップに統合することは難しいことです。

　このように神経系と、神経系を構成する細胞を感情的、理性的、肉体的機能が一緒に使用する構造のため、感情的な変化が累積されたり、理性的な考えの変化があったり、肉体的に大きな苦痛や運動を通しての大きな活性化があれば、とにかく、該当神経部位を使用する他の機能からも変化が発生することになります。

　悪口を言われると食欲がなくなったり、励まされると筋肉に力ができたり、自分に対する否定的な評価をする人々を連続で出会うこととなれば、知能が落ちてくる気がするなどのことがそのようなことです。従って、一貫された感情と安定的な理性の活動こそ健全な肉体のために必ず必要なことであり、理性と認知機能の安定的で広範囲な拡張のためにも肉体的、情緒的な健全な刺激と成長は必ず必要な重要なこととなります。

ところで、肉体的な健全性は比較的に確保しやすいのですが、情緒的・理性的な安定感はそうではありません。人間自体が群集生活をする動物のため、他の人と常に相互作用を取り合おうとする修正があります。

　従って、ひたすら周りから情報を集め、他の個体とコミュニケーションをしようとしますがこのような過程を経て収集された情報や刺激が整理整頓されず、積み重なることになれば、我々の神経系の配列を無作為で変更させる圧力として作用することになるのです。瞑想的にはこれを意識が混濁すると表現することができます。このような情報－データの過多受容による混乱を解決し、自分自身を中心に整理整頓をしていこうとする意図を持っているのが最近流行りの瞑想になります。

　理論的には、溢れているすべての情報を受容し、自分自身が持っている「自我」という固有で一定な限界が作られているタイプとパターンに一致せず、間違っているものだとしても、すべての刺激－情報を無作為で受け入れ、情報の海で泳ぎながら、より広範囲で自由な自我を持つことも可能かもしれません。つまり、自我を成長させていけますが、大多数の人々は自分が信じていること、慣れていることが否定されたり、自分と相反する考えや感情に接することになれば、すごく苦しむことになります。家の構造を変更したり、拡張しようとする時には振動、騒音、ほこりが発生するように、精神的な変更には苦痛が伴います。

　従って、このような無作為の多様な情報を自分自身を中心に選択的に受容する過程が重要であり、その過程には基準点が必要です。その基準点に対する研究は瞑想の歴史ほど長いですが、意外と簡単なものはありません。大半はその基準を立てるための節制と訓練が

要求され、そのような訓練を行うための場所と雰囲気づくりも必要です。

　そのようなものの中で代表的なのが「数息観」です。丹田呼吸をするといった時に大半はこれをしているのですが、複雑で散乱した心を落ち着かせるために、単純化させるために、吸う息と吐く息をよく観察することです。最も基本的で、比較的簡単な方法なので、ほとんどの瞑想本でこのような呼吸観察法が最初始まる段階で重要とされています。

　しかし、このような方法はやはりこのための時間を作らなければならないし、場所も必要です。さらに、重要なことは散乱した心を落ち着かせ、今日出会い、昨日すれ違った人々と場所、考え、物の累積された影響を除いた本当に自分が欲しいもの、自分が正しいと考えるものを分類することは相当難しいです。さらに私たちがしようとすることは、それを分類しようとするのではなく、それが意味する「私」という存在を強化させようとしていることなので、さらに難しいです。

　数息観を通して「雑な考えと外部刺激から自分を分離→汚れてない自分を強化」これをすることはたくさんの時間が必要なことであり、また一回することで維持されるのではなく繰り返される必要がある作業なのです。

　ここでひとつ明らかにする必要があるのは、瞑想を始めようとする人々に瞑想指導者や既存の瞑想をしている人々が教えないことがあるということです。

　瞑想の先生が教えてくれないところは、「休んではいけない」ということです。一度瞑想の時間を持ったことで、努力の結果値が雪

のように増えたり、前回の瞑想の時間に一度可能だったから、今回もやる気だけあれば、すぐに「心と体をすっきりさせよう～」することは当然起きません。

　当たり前すぎて教えてくれないのでしょうか。それとも、まだ瞑想には神秘主義的、超能力的な誤解が残っているからかもしれません。一度絶対者の能力を得れば、いつでもその能力を思う通りに使えるスーパーヒーローのようなイメージを想像するかもしれないですが瞑想はそれとは程遠いものです。むしろ、運動に類似する側面が多いです。

　毎日整理整頓をして心を扱う方法を訓練しても、明日出会う人、明日接するお知らせと場所の影響は昨日と今日とは違う部位に積み重なることになり、その部位は昨日と今日の心構えと技術では掃除されてない領域の場合が大半です。つまり、毎日が新しい訓練の始まりなのです。

　従って、瞑想を既存の方式通りに頑張るためには、

1. 集中できる環境
2. 邪魔されない時間
3. 生業に追われない心の余裕

　このような条件が揃わなければなりません。このような制約を難なく消化できる人々はあまり多くありません。従って、瞑想修練が富裕層の新しい形の欲張りという話も出るのです。そのような話が出るというのは日々努力しても目立つほどの成果が出にくいという意味にもとらえられます。一度瞑想を練習するたびに自分も想像で

きなかった成果が出てくれば多少の制約と負担くらいは抱えられる人々がたくさんいるはずです。

　しかし、忙しく生きていく人々は「明確ではっきりとした主観と自分だけの肉体的バランス」を保てるためにそのような負担な条件を抱えることは難しいです。なので、短い時間にできる、場所の制約を少なく受ける瞑想法がないかを考えるのは当然ですが、それも簡単には見つからないです。

　急いで心を落ち着かせようとすると、逆に精神が朦朧としたり、息苦しくなったりして、精神を強化しようとすれば、逆に頭が複雑になる現象が代表的なものですがこれらはそれぞれ瞑想で呼ぶ名前が別であるほど、普遍的な現象です。

　結局瞑想とは紛らわしく実行されている様々なプログラムのウインドウを閉じて、要らない資料とプログラムを削除し、最適化されたPCとウインドウの状態を作っていくことでありあまり速くしようとすれば、逆に必要なプログラムと資料を除去することになり、無駄なPCになってしまったり、ゆっくりしていたら、開いているウインドウに精神が取られてしまい、時間の無駄遣いをしてしまうようなことと類似していると考えられます。

　さらに、このような瞑想系には自分だけが知っている気づきという、特別な方法で宣伝する人々も多いです。簡単にこれから教える通りにだけすれば、自動ですべてが解決するという、ハッキングプログラムのようなものを指導する人々も多いです。ところで、大体このような訓練方法はそのもの自体がウイルスとして作用する場合が多く、体も悪くなり、意識も悪くなる場合が多いです。

　従って、一般人に必要な瞑想は、朝家から出る時の状態、つまり、

171

自分に親しい、慣れている人々と一緒にいて、精神的に休めて、睡眠を通して前の日の刺激や情報がある程度整理整頓された時の状態を完全に離れない、ある程度の中間整理と自己点検をするようにしてくれる瞑想程度が最も相応しいと思われます。

　多くの時間が必要なく、場所にも制限されないで毎日の精神的な疲労を解消してくれるような効果がある程度がちょうどいいです。今から紹介しようとしているのがそのような方法になりますが、最初説明を聞いた時にはがっかりするかもしれません。しかし、ゆっくり、毎日、少なくとも一週間だけ継続してみれば自分の内面から何かが変化していると感じられると思います。

　慣れてきたら、道具なしでも十分可能で、様々な応用があるかもしれないですが最初チャレンジする人には道具が必要になります。大きさは自分の顔が確認できるぐらいで大丈夫です。最初は小さいサイズでも構いませんが、後には少し大きめの鏡をおいてもいいかもしれません。

　そして、この鏡でどうするかと言いますと、単純です。ただ、自分の目を見つめることです。簡単に説明するとしたらこれで終わりです。一日に少なくとも３回以上、それよりも多く回数を重ねても良いのですが、長い時間見つめる必要はありません。ただ、自分の瞳の中を見つめることです。これがすべてですが、慣れてきたら不要になりますが最初試してみる方々にはもう少し説明とテクニックが必要になると思います。

ア．目は脳の一部分

　意外と目は脳の一部分という事実を知らない方々も多いと思いま

す。精子と卵子が出会って作られた受精卵が胎児として成長していく過程を研究する学問を「発生学」と言います。最近には Youtube 講義も多いので聞いてみると、興味深いと思います。複雑に説明するときりがないので、簡単に説明すると目は脳が作られる過程の途中で脳の一部分が前に押し出されて、膨らんで作られるのが目－眼球になります。

　従って、人体の感覚器官のうち、最も複雑なのが目であり、実際に私たちが認識している角膜や網膜も複雑ですがさらに眼球と脳をつないでくれる視神経の方がより複雑です。「つないでくれる」という表現を使いましたが実際にはつないでくれるのではなく、視神経が脳の一部分だったため、当たり前なことだと見ることができます。

　つまり、他の人の目を見つめるということは、外部に突出されているその人の脳を見ていることになるのです。そして、統計ていきな分類結果が集められているわけではないですが、私たちは他の人の目を見てその人の性向、今何を思って、感じているのかの本音をある程度は知り、同じく相手も我々の目を見て、我々の気持ちを読み取ったりします。そのようなことが声を通しての言語交換の不足な情報量を補充してくれるわけです。

　ここで重要な事実がひとつあります。人は大体瞳自体は大きく変わらないですが、世代別の違いははっきりと出ているということです。比較的に差が大きく出ている子供と中年以降の年代の方々の瞳を比較してみると、老化による変化をはっきり実感することができます。

　子供の目は清らかで、透明で、きらきらしていてひたすら瞳が動き変化しますが、中年以降の方々、特に頭脳疲労が溜まっている方々

は透明ではなく、相手との会話内容による変化もあまりない方です。

　そのため、同じ年代でも瞳が清らかで透明な人ほど、頭脳の状態が良い方ということを推定することができます。年代で比較せず、一人の状態による変化を見ても、気分が良くなかったり、体力が落ちたり、頭が清らかではなかった時に自分の瞳を見てみると、暗く、濁っていて、目つきの変化も少ないです。

　逆に気分が良かったり、やる気が溢れたりする時の鏡の中の自分の瞳を見ると、清らかで透明で元気があり、目つきもきらきらしている感じかもしれません。このような差が出る理由は目を構成する細胞が活性化されているのか、それとも疲れているのかの違いにより発生するもので、目は脳の一部分であるため、目が疲れているなら、脳も疲れている確率がとても高いです。もちろん、一時的に強い光を浴びたり、PCやモバイルで画面を長く見れば目が疲れることはあります。しかし、そのような場合にも長時間そうなれば、目の疲労は必ず脳の疲労へとつながるため、目は脳の状態を反映すると言っても良いと思います。

　ここでとても有用な部分があります。私たちは身体状態を自分では判断する時には感覚的な部分をたくさん活用します。体が重い、冷たい、痛いなどの感覚を通して健康状態を評価するのですが、脳だけがそのような評価基準が足りないです。自ら頭が澄んでいるのか、疲労が溜まっているのかの判断をすることが難しいのが自分の頭脳状態を判断することは感覚的な基準が明確ではないため、多くの訓練を経た人々だけがある程度可能なものです。

　臨床で、老化による認知症を懸念しながらも、自分が今ぼーっとしているのか、判断が明確にできる状態なのかも上手く見分けられ

ない方々を見かけます。大体子供の時には強制された学習の過程を通して自分が今暗記と理解、応用が上手くできるのかなどが頭脳の状態を自ら点検する基準になりますが、歳を取ると、自分が生きてきた固定された生活パターンにより新しい環境を接する、学習する機会も薄くなり、（自らそう選んだ部分もありますが）慣れた情報だけを処理することになるため自分の知的能力の限界線が縮小されているかに対する客観的な評価情報を得づらい側面が多いです。

　そのような場合には自分の目を見てみることが重要な基準になれます。毎朝、またはあるミーティングや仕事を目の前にしている時に、大事な決定を下さなければならない時に鏡を通じて自分の目を見つめれば、自分の頭脳の現在の状態が分かります。鏡の中を通じてみた私たちの目が子供と似ていれば、私たちは生き生きしていて健康な状態で歳を取っても聡明で身体的に健康になれる確率が高いです。

　頭脳とは理性や感情だけを象徴するのではなく、実際には私たちの体の効率的な運用により多くの力量を投入しているため、頭脳が聡明であれば聡明であるほど頭脳の聡明さの指標である好奇心や新しいものに対する受容能力、思考の融通が高ければ高いほど、頭脳の老化がゆっくり来ているという印になります。

　従って、もし自分の脳が今どのようなコンディションなのかが知りたければまず自分の目を見ればいいと思います。瞳が子供のように清らかで透明できらきらしていれば合格です。そのような目を持っていると私たちは自分が持っている能力を十分に発揮し、時間を密度のある感じで生きているということになります。

　ところで、私たちの考えと鏡の中の瞳が異なる場合もあります。自分で思うには今頭が澄んでいると良い状態だと思っているのに、

鏡の中の瞳は濁っていてどのような動きも見えてない沼のような姿の時があります。このような場合にはどうすれば良いのでしょうか。

　正解は鏡の中に移る瞳の状態が最も客観的です。その基準に従う必要があります。このように自分で判断する脳のコンディションと瞳の状態が異なる場合、２つに分けてみることができます。まず、一つ目は、自分の脳のコンディションが既に昔から良くない状態が長く続いていて、その状態に慣れてしまい良くないレベルでもある程度の好転と悪化は存在するので、頭が少しだけ晴れたことが大幅の変化だと勘違いする場合です。つまり、ずっと病気の人が今朝は痛みが少し弱かったから、病気が治って元気になったと勘違いする場合と似ています。

　二つ目は脳のコンディションが良いとしても今している考えや心に抱いている意図が正しくないものだったり、怒っていたり、否定的な感情に捕らわれている時があります。二つの場合には慣れれば区別できるくらいの差がありますが、自分の目をじっくり見たことがあまりない人は気づかないかもしれないです。「じっくり」とは心を込めて、ある意図をもって臨むという意味です。このように目の状態について協調する理由は、私たちがしようとすることが鏡を通して自分の目を見る瞑想であるからです。

イ．自分の目を見る瞑想、その１

　瞑想を指導したり学ぼうとする時に一番最初に選択する瞑想法では、最近は「空ける」ことがトレンドのようです。心を空ける、自分の心をありのままに観察する、自然な呼吸と呼吸の間を活用するなど様々な応用があります。

　ところで、瞑想を始める前に必ずしなければならない必須的なも

176

のがあります。瞑想法をどれを選ぶかよりももっと重要な、とても重要で毎度瞑想の時間を持つ前にしなければならないこと、しかし、忘れやすく当たり前すぎて指導者や修練性が忘れがちな簡単で重要なものがあります。

　それは、「なぜ瞑想をしようとするのか」、「この瞑想を通して自分がどのような人になろうとしているのか」の意図と目的を心がけることです。心を落ち着かせるためには走りもあれば、登山もあり、釣りや読書、睡眠など様々な方法があります。友達と楽しく話す会話もあれば、旅行をすることで心を落ち着かせることもできます。ところで、なぜ、いま瞑想をしようとしているのか、その多くの選択肢の中で、「瞑想」を選び、自分が時間とエネルギーを投入しようとするのかそれを常に考える必要があり、瞑想の結果に対する意図と目的、目標がなければなりません。もし、それがなければ効果も薄くなってしまい瞑想時間と方法に慣れてくれば意味のない時間が繰り返されるだけになってしまいます。

　瞑想を始まる前に毎度なぜこの瞑想をしようとしていてこれを通して自分が何を得ようとしているのかについて考えることは絵を描く前にどの表面に描くのかを選択することと同様です。紙、ガラス、大理石、キャンバス、壁画などどこに絵を描くのかを選ばずには描けないように、最初に瞑想を始める時の心構えは常に揺れやすく、意図と目的も薄くなりやすいので、常に繰り返して心構えを改める必要があります。

ウ．私たちの「自分の目を見る瞑想」その1

　鏡を通じて自分の瞳を見つめることです。自分の目を見つめながら神秘な何かを得るなどのことではないです。ただ、見つめるのです。

じっくりと、自分の瞳を。

　ただし、この瞑想をする前に改めて考えなければならない目的と意図があります。

　この瞑想をする目的は自分の瞳を子供のように透明で清らかで、きらきらしている、好奇心が溢れる、楽しさを感じている瞳にするためです。鏡の中の私たちの瞳は子供のそれと似ていると良いです。そのような状態であれば、我々の脳は生き生きしていて活発で前向きで、そのような状態が続けば我々の身体も今よりはるかに元気で効率よく、体系的に機能することになります。

　従って、目が清らかできらきらしていて情熱があれば脳が活発で、ひたすら活発な活動をすれば、免疫力が高くなり、ストレスによる身体損傷が素早く復旧されます。

　それでは目を見ながら特別なテクニックを行う必要があるのでしょうか。そうではありません。ただ、自ら目を見つめる行為の意図、目的、心構えについて考えながら自分の瞳をじっくり見つめればいいのです。長い時間を要することもありません。5秒くらいの時間でも十分です。

　「自分の目は今輝きがあり透明で子供のそれと似ている」という実感があれば十分です。もしくは、「自分の目が光っていて、透明で、子供のような目をしていてほしい」と思う気持ちだけでも大丈夫です。大事なのは時間でもテクニックでもありません。ただ、意図と願いを込めて自分の瞳と向かうことそれだけで十分です。

　私たちは自分の目を見ていることでもありますが、自分の脳と向き合っていることでもあります。大した事ではないように思えるかもしれませんが、大きな変化があるかもしれません。視覚的違いに敏感な人なら、半日くらいでも自分の瞳が以前より力強くなり、

清らかになってきていると感じるかもしれません。ただ、見つめるだけです。自分の目が子供の目のようであってほしいと願いを込めて見つめれば、鏡の中の自分と目を合わせるだけです。そうすることで変化は少しずつ起こり始めます。

しかし、私たちは自分自身には心理的な防御をしません。目を通して複雑な理論や構造、設計図を納得させることはできないですが、活性化させたいという意図は可能です。これは悪い意図ではありません。ただ、自分の脳が若返ることを願うこと、エネルギーの無駄遣いをしないこと、自分の頭の中にある、終了されてない、バックグラウンドで実行されている様々な雑念と、多くの人々との意識交流結果できた雑念と情報を、脳を若くするために、そして、エネルギーを効率よく使うためにという認識をさらに再認識させることにより、自ら自浄作用をするようにさせること、これが「自分の目を見つめる瞑想」の初めてのステップになります。

エ．自分の目を見つめる瞑想、その2

最初の瞑想は自分の目をじっくり見つめるためであり、目の力を育てるためのものです。そして、この2番目の瞑想のためのストレッチに該当すると見ることができます。

最初の瞑想を5秒以内に一日平均10回繰り返したのであれば、数日内に自分と目で疎通目が十分ストレッチできて自分の目を意図をもってじっくりと観察する訓練ができたのであれば、すぐに試すことができますすることができ、内面の自分自身とつながっているという感じを感じることができます。はっきりしている必要はありません。漠然と自分の肉体的な感じが自分と別のものではないということ、繋がっているということ、「自分が心がけたこと」と「心が

179

けられる自分」が離れているものではないという、一体感に近い、関連性を感じることができます。

　ここまで来れば、二つ目の瞑想法に向けての準備は整っていると見ることができます。これは最初よりは少し難しいですが、でも難しすぎて習えない程度のものではありません。むしろ、最初の瞑想法よりはかかる時間はもっと少ないです。短く頻繁にすれば1秒だけでも十分です。

　目が十分ストレッチできて自分の目を意図をもってじっくりと観察する訓練ができたのであれば、すぐに試すことができます。方法は鏡の中の自分と目を合わせてみることです。

　言葉通り目と向き合って見つめる感じです。ただ、見るだけではなくお互い見つめ合ってる鏡の中の目と目が相互的に見つめ合うことだと思っていただければ理解しやすいと思います。左目は鏡の中の人の右目と、右目は鏡の中の左目と向き合うことになります。もしくは、両目を同時に見つめると思っていただいても良いです。左目は自分の左目を右目は自分の右目を見ることになるのですが、それを同時に行います。片目と片目を見つめ合ってから次は別の目で同じ過程を繰り返すのではなく、左目は左目を右目は右目を一対一で同時に見つめ合うことになります。最初はおそらく上手くいかないと思いますが、2～3回チャレンジしてみると0.01秒でもできた気がするくらいまではいけると思います。これがすべてです。

　とても簡単ですが意外と強力な作用をします。なので続ける時間を無理やり増やそうとすることはあまりよくないです。ただ、頭が痛く軽い頭痛がある時や肩が凝っている時、感情的にすっきりしな

180

い時、理性的に考えることが難しい時に 0.1 秒でもしていただければ良いのです。むしろ、時間自体は短くしようと心がけて頂いた方が良いと思います。

　もちろん、この瞑想をしようとする時にどのように心がけるのかその意図も重要です。

　この瞑想は私たちの意識を独立的で主体的にするために行います。我々の左脳と右脳を同時に自ら右脳と左脳で整列することで、無作為で大量の情報により混同された私たちの理性と感情、左脳と右脳を整理し、再整列することであり短い時間でも一度で成功することになると頭の中から混乱した感じが抜けるように首と肩凝りも解消されるような感じもあると思います。

図5	自分の目を見る瞑想：二つ目

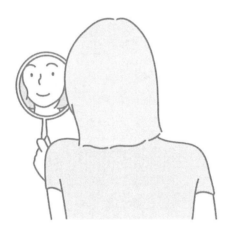

自分に合う鏡との距離があります。

鏡を前と後ろに動かしながら自分に合う距離を見つけてみましょう。

最初は軽い効果ですが随時に短く繰り返すと頭脳の疲労が少しずつ回復されることを経験することができます。正確に向き合う必要もありません。テクニックよりは瞑想法をする時の心構え、意図の方が大事です。

　「鏡を取り出すたびに瞑想になる」という心構え、PC をクリーニングするように自分の脳もクリーニングしてあげたいという気持ち、脳を洗浄し整列していくという心構えを忘れないことが良いです。「忘れない」という言葉は必ず覚えておくということよりは日常的な表現です。ただ、カフェでコーヒーを頼むくらいの意図、飲みたいコーヒーを選ぶくらいの気持ちと同じくらいで大丈夫です。仮にコーヒーを頼むのに強く意志を持って体に力を入れて深呼吸してコーヒーを頼むなら周りの人々からおかしく思われるだけです。自然にちょうどいいくらいの必要性だけ持っていただければいいのです。

　慣れてきてある程度自信もつくようになってきたら鏡がなくても可能です。簡単です。ただ自分の右目の視野で自分の右目を見て右目の視野で右目を見れば良いです。もちろん同時に。最初は上手くコツがつかめないかもしれないですが、一つ目と二つ目の瞑想を一カ月程度頻繁に続けると鏡なしですることにも自分だけのコツができると思います。

　ここでひとつ確かめたいことがあります。瞑想やヨガを始めてみたいという方々にその理由を聞いた時に超越的に意識を感じてみたいとか意識の実態が知りたい等の答えをする方々にはこの瞑想法は向いてないと思います。しかし、向いてるかもしれません。なぜこのように二重の答えになるかといいますと初めての方々にはこの方法で超越的なものを追求することは難しく、他の努力も伴われるこ

とで意識の実態を体験する訓練を深くした方々なら自分の道を探していくことも可能です。

　呼吸瞑想や他の瞑想法をする方々のうち、副作用を訴える方々もいます。頭が痛い、不眠症、熱を感じる等が代表的なものですが昔から瞑想が始まった頃からこのような症状が出ることは頻繁にあったので、この症状自体に名前があるくらいです。「上気症」といいますが、我々が試す瞑想法においても上気症の可能性はあります。

　この瞑想を試してからもし目がチクチクする、頭が痛くなる、額に熱を感じるなどの症状がある場合、それは力を入れすぎたり、時間を長くしすぎるなど欲張ってしまったから出る症状だと思います。ただ、この瞑想法は一般的な呼吸瞑想よりは不便な症状が出る確率が低いです。

　我々の瞑想法は長くするものではありません。一度スッと見てから無理な時には次の機会にまた試せばいいのです。上手くできなかったから時間をかけて睨みつけることではありません。軽く見つめてみて上手くいかなかったらそこで一旦終了とし、一度でも上手く目と目が合ったら0.1秒だけでも充分です。

　最初の瞑想法を通して脳を活性化させ、二つ目の瞑想を通して意識を浄化させ脳を整列しておけばそれが毎日重なって私たちの脳に過負荷を与える残余情報も整理できるようになります。つまり、出会いや接触が終わった後にもまだ残っている意識を終了させることで頭の整理整頓ができるようになり、この過程を通して我々の脳は自ら生きる能力を回復することになります。

　うつ病やパニック障害、不眠症、ひどい偏頭痛などは日常におけるエネルギーの消耗が限界に至った時に発生するもので既に病気が

ひどくなり自ら精神力が壊れていることが認識されるくらいの時にはこのような方法で再び取り戻すことは相当な忍耐力が必要なことになりますが、毎日の疲労を解消してあげて神経精神科的な疾病を予防しより清らかな精神と効率的で上手くコントロールされた身体リズムを作っていくことはこの二つの瞑想法だけでも充分です。

　もちろん、人間は「精、気、神」で構成されている複合体であるため瞑想だけで健康になることは限界があります。肉体が要求する十分な食べ物と運動、前向きな感情的刺激と情緒の交換からくる満たされた感情、自分の長期的な人生の方向において正しい選択ができるくらいの必須的な知識と知的欲求が必須的です。「自分の目を見つめる瞑想」は「精、気、神」の間での不調和を整列し、互いの疎通とエネルギーの交換を活発にしてくれる役割をするだけです。

　このように「精、気、神」の調和に力を入れ、毎日の日常生活において偏向的に消費される私たちの意識―肉体のエネルギーの生産と消費パターンを再調整していけば過度なエネルギーの消耗による免疫力の低下も徐々に回復することができ、長期的には人生に大きな影響を与える偏向されていて慌てる決定を下すことも減り、より向上され一貫された認知機能を通して自分が求める方向により良い人生を作っていくことに役に立ちます。

精神科医師はあなたに関心がない

－ 心の力を育てる瞑想と漢方医学 －

_____

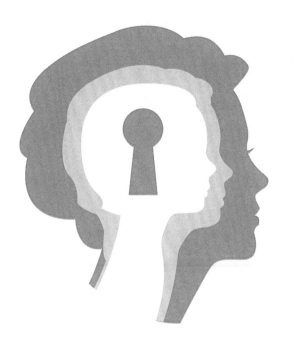

終わりに

すべては
聡明長寿のため

なぜこのように毎日精神的なストレッチをする必要があり、簡単に神経精神科薬物治療を選ばず自分自身を活性化させる努力と共に比較的に複雑な漢方医学の治療を受けなければならないのでしょうか。このような過程を通しての最終的な目標は「聡明な長生き」です。

　うつ病や睡眠障害などはその症状だけでも認知機能を低下させますが、長く経験することになれば認知症に発展する可能性もあります。特に老年のうつ病や睡眠障害は危険で、今まで一人の人間が一生成し遂げてきた生活パターンと基礎健康に影響を受けるためです。

　今日では誰もが努力すれば長生きすることができます。長生きの原因を医学の発展から探すこともあれば公衆衛生の普遍化から探すこともあり、子供の頃の栄養状態から探すこともあります。また、過去より人々が険しい仕事、肉体的につらい仕事をしなくなったためとも言います。こうなれば誰もが健康で幸せな人類が慣れていてよく対処できる世の中になってきたとみることもできるでしょう。

　しかし、1970年代以降より大きな変化が起きています。それはIT産業の発達であり、移動通信の発達がそれを実体化させています。現在の人類は過去に比べてはるかに脳を使っています。過去の人が何も考えてなかったわけではないですが、いくつかの制限されてい

る情報を組み合わせて深く考えることを主にしていたのであれば、現在はあまりにも多い様々な種類の多様な情報を素早く処理することに追い込まれています。

　過去の産業は筋肉を主に使うものであれば、つまり、「肉体を管理する脳」を主に使用していたのであれば、最近の産業は主に脳を使用する分野が多いです。比較的に「考え」を作り出す脳を昔よりはるかに多く使っています。さらに、問題はその変化のスピードが速すぎるということです。私たちは適応を催促されています。

　従って、人間の脳と神経や過負荷にかかっていると思います。まだ人間の生物学的頭脳体系は知的な情報処理機能と生体維持機能、感情機能を分離できていないため、全く脅威のある状況ではないのにも関わらず、情報を接したということだけでも身体はまるで命に脅かされるように直接なストレスを受けています。霊長類の脳を刺激したのに爬虫類の脳まで一緒に苦しむような状況です。そのような辞典で神経系に問題がある状態のまま長く生きるということは破損された船を臨時に修理したまま大洋に向かって航海していくことと同様です。

　当然統計でも現在 65 歳以上の老年層の場合、およそ 10％が認知症になっているとも言われていますが、学力が低いほど認知症の確率は 1.6 倍増え、うつ病の場合 3 倍が増えるとのことです。

　誰がかかりやすいのか正確に指摘することは難しいですが、「精、気、神」の活性度が弱くなってきている状態「精、気、神」のバランスが崩れている状態で人生を生きていくということは認知症にかかる確率が高くなっていくということは否定できないと思います。長く聡明な気力を維持しながら病気にかかることなく体が完全な状

態で機能できるように維持しながら生きていくこと、それが目標になります。

　聡明な気力が薄れるということは脳の機能が低下するということで、脳は肉体を調整する機能、感情でコミュニケーションする機能、聡気に該当する機能がはっきりと系統が区別されているわけではありません。聡気が薄れていくということは内部の再簿の間での協業作用と内臓の間での協業機能が不調であり、効率も低下している状態ということを意味します。肉体というシステムを管理、調整する機能が最適化されていないということが分かります。

　全体的な肉体の力量がゆっくり減少していくなら身体は命に必要な部分を優先しより必要性の低い部分ではエネルギー活動を減らしていくことになります。今でも肉体的な脅威を受けることになれば理性と感情が遮断され、肉体の安全のみ考える本能的な意識だけが働くことになります。もし長い間肉体的な安全が脅かされる、そういう消耗的な状況が続いたらどうなるのでしょうか。肉体的な活動の安定性のみが優先とされる、そういう過程を通して意識することなく長期間に渡り病気になるリスクも高いです。

　過去筋肉労働が過酷だった頃には骨と筋肉の老化が長生きすることに深刻な問題だったのであれば、現在は脳と神経、心臓の問題が長生きすることにおいて重要な変数となってきています。今も病院には意識がぼやけたまま様々な施術や生命維持装置に依存して生きていく方々がたくさんいらっしゃいます。この方々は脳の生命維持機能だけが機能をしている状態でその他のエネルギーがたくさん消耗される意識の機能は既に低下されているとみることができます。

　老年にもきれいな意識、聡明さを維持するためには全体的に人間、つまり肉体と感情と精神のエネルギーバランスが有機的に上手く維

終わりに・すべては聡明長寿のため

持される必要があり、そのためにはこの「精、気、神」の循環が詰まらないようにある種のストレッチが必ず必要です。日常で毎日積み重なる意識と感情の残り物が脳と神経のパターンを紛らわしくするのであれば、全体的に肉体と感情と精神が互いに補う、循環する機能が固まってしまいます。

このような精神的老化を防ぐのに自分の目を見つめる瞑想が役に立ちます。毎日の脳の浄化は身体を再調整することに役に立ち、これは聡明長寿の基本となります。それでも精神的・身体的コンディションが回復にならなければ、今すぐの苦しみは神経精神科の化学的な薬物治療を通して負担を減らすにしても「聡明長寿」という人生の必須的な条件を達成するためには必ず自分を再び活性化する方法を見つける必要があります。

それは漢方医学的治療でもあり、瞑想でもあり、また本人に合う固有な、個性的なあるものでもありますが、とにかく自分の未来は自分が責任を取らないといけなく、目標は高く設定し諦めないことが重要ということは明確です。

自分より自分の症状に対して興味を持って観察してくれる人はいないという事実を常に認知し、様々な精神科の薬や治療は普遍的で大衆的な治療になるかもしれないという事実を知ってからはより積極的に自分自身を信じて主体的に治療をしていくことができます。

結局状況に対して勇気を持って見てみることが重要で、様々な専門家たちの支援を参考にしながら症状を緩和させ自分を強化していこうとする努力が必要です。ヘルスクラブでトレーナーは専門家ではありますが、本人が主体的な意思を出さなければ変化はあまり起こらないことと同じ理由です。

さらに心が弱くなる症状が発生すると普通の人よりも主体的にな

りにくくなります。なので大衆的な治療剤である薬物には急な瞬間にだけ頼り、少しずつ自立していける力を育てる必要があります。

　瞑想をすることにおいても瞑想家になる必要があり、妄想家になってはいけません。妄想家と瞑想家の違いは妄想家は想像力が豊富でクリエイティブに仕事を始めることができますが、瞑想家は人生に自分の根をしっかり持つことができる力があります。瞑想家は人生に溶け込み体と心に深く理解される人生の巡礼者です。

　現実での瞑想家は様々な濁ってる環境の中でもより明確に本当の意味を区別しながら前に前進する人生をコツコツと生きていく人です。毎日の大切さや美しさを失わずに逃げたり避けたりもせず、良いそよ風も激しい雨風も経験しながら進化し、その中で実行力を育てていけば、その人が歩む道が花道に変わることになります。

　過ぎてきた時間を振り返ってみれば瞑想をしながらも逆に現実に根を下ろせない妄想家になってしまうケースをしばしば見てきました。現実に根を下ろせなくなってしまえば、自分の人生なのにすれ違っていくような感じで生きていくことになります。列車の中で窓の外に過ぎていく風景を見ているように自分の人生をそういう風に生きていきます。自分が人生を俯瞰的に眺められるようになったという人々の話を聞いても現在が存在せずに常に意識が過去と未来のどこかを行ったりきたりしています。

　私たちの最終目標は生き生きとして活気にあふれる高い目標をもって疲れない人生を長く生きることです。そして聡明になれば「神」が生きていて、自分の人生を落ち着いて現実に根をしっかり下すことができます。

終わりに・すべては聡明長寿のため

無病長寿ではなく、「聡明長寿」を目指す必要があります。

　そして、この本はそうなるための多くの方法のうち「ひとつ」になるだけです。大半の部分ではなく。

　ここまで読んで頂いたみなさんへ感謝の気持ちを伝えたいと思います。

訳者あとがき

　最初にこの本を目にした時にタイトルに驚きながら惹かれました。

　『精神科医師はあなたに関心がない』とはどういう意味なんだろうと気になりました。少しずつ本を読んでいくうちにこのタイトルの意味がつかめるようになりました。精神科に訪れる人々のための治療や薬はしっかり用意されていても自分で自分の健康な生活を、生き生きとした人生を、追求する夢を持たないと自分の意志で思い描く人生を生きていくことは難しいという意味に近いと感じました。

　この本の中で強調されているように自分自身の人生の主人公として他人からのケアや保護ではなくしっかり自分の意識で自分に対する関心を正しい方法で注いであげることが何よりも大事だと感じました。

　漢方医学は東洋の学問であるため、著者が住んでいる韓国だけではなく日本においても馴染みのある学問だと思います。著者は難しすぎない分かりやすい言葉で私たちの日常を病院に頼るだけではなく自分の意志で精神と身体の健康を良く維持していく方法について提案します。著者は特定の薬に頼ることより日常の中で実践する習慣でより健康に自分の生活を作っていくことができると話しています。

　何事も始めるためには「頑張ろう」と心がけることが大事だと思います。忙しい日常に疲れて何が重要なのかを忘れてしまいがちな現代人にとってこの本がひとつの道しるべとして案内してくれると思います。安らぎを求める方々にもたまには自分の内面と向き合いながらどのように休めばいいのかを考えてみる余裕を与えてくれると思います。

生活の中の小さな習慣を正しくしていきながら自分が思い描く人生を生きていけるように私も、この本を読み終わったあなたも一緒に少しずつ歩んでみましょう。

　　　　　　　　　　　　　　　　　　　2023 年、春のある日
　　　　　　　　　　　　　　　　　　　翻訳者　金善敬

精神科医師はあなたに関心がない

初版発行　　2023年7月31日

著　　　者　郭 炳畯

編集・翻訳　金 善敬

発　行　人　中嶋 啓太

発　行　所　博英社
　　　　　　〒 370-0006 群馬県 高崎市 問屋町 4-5-9 SKYMAX-WEST
　　　　　　TEL 027-381-8453 / FAX 027-381-8457
　　　　　　E・MAIL hakueisha@hakueishabook.com
　　　　　　HOMEPAGE www.hakueishabook.com

ISBN　　　　978-4-910132-51-8

定　　　価　　2,530円 (本体 2,300円)